ANLEITUNG
ZUM
GEBRAUCH DES AUGENSPIEGELS.

FÜR STUDIERENDE UND ÄRZTE.

VON

DR. J. BJERRUM,
AUGENARZT IN KOPENHAGEN.

DEUTSCHE AUSGABE,
IM EINVERSTÄNDNIS MIT DEM VERFASSER BESORGT
VON

DR. O. SCHWARZ,
PRIVATDOZENTEN IN LEIPZIG.

MIT 39 FIGUREN IM TEXT.

LEIPZIG,
VERLAG VON VEIT & COMP.
1892.

Druck von Metzger & Wittig in Leipzig.

Vorwort des Verfassers.

Dies Büchlein enthält eine knappe Beschreibung des Augenspiegels und eine Anleitung zur Benützung desselben, aber keine Beschreibung des Innern des Auges unter physiologischen und pathologischen Verhältnissen, da eine solche in jedem Lehrbuche der Augenheilkunde zu finden ist.

Es schien mir überflüssig, anzuführen, wie man seinen eigenen Augenhintergrund sehen kann (Autophthalmoskopie), ferner, wie man einen Hintergrund für 2—3 Beobachter zugleich (Demonstrationsophthalmoskop) oder für beide Augen eines und desselben Beobachters zugleich (binoculares Ophthalmoskop) sichtbar machen kann. Keine dieser Untersuchungsmethoden, die in den meisten Handbüchern kurz erwähnt werden, hat irgendwelche praktische Bedeutung oder besonderes theoretisches Interesse.

Es sind meist zwei Typen des Augenspiegels im Gebrauch: 1. das sogenannte Refraktionsophthalmoskop. Bei diesem ist eine Anzahl kleiner Linsen so angebracht, daß diese leicht der Reihe nach hinter das Spiegelloch gebracht werden können. Der Spiegel (plan oder konkav, am besten stark konkav) soll mit der Ebene der Linse einen Winkel von 25°—30° bilden, so daß der Untersucher nicht schief durch die Linse zu sehen braucht (da diese sonst eine astigmatische Wirkung haben würde).

2. Der RUETE-LIEBREICH'sche Augenspiegel (gewöhnlich LIEBREICH's Augenspiegel genannt) besteht aus einem Hohlspiegel von 8″—10″ Brennweite nebst zwei Linsen, einer von 2″ und einer von 3″ Brennweite. Ferner gehören dazu einige kleine Konkav- und Konvexlinsen, welche in einer Gabel hinter dem Spiegelloch angebracht werden können. Zur Not kommt man mit diesem Spiegel allein aus.

Die vielen, nach verschiedenen Ophthalmologen benannten Refraktionsspiegel unterscheiden sich von einander, sowie von dem ursprünglichen HELMHOLTZ'schen nur durch unwesentliche technische Einzelheiten, die lediglich Geschmackssache sind.

Die aus kleinerer Schrift gesetzten Abschnitte, der Anhang und die Anmerkungen können von den Studierenden übergangen werden.

J. B.

Inhalt.

I. Die Bedingungen des Augenleuchtens.

Warum ist die Pupille schwarz? Warum sieht man den Augenhintergrund nicht in seiner natürlichen Farbe?

Denken wir uns das Auge zunächst als einen kugelförmigen Raum, der nur durch ein kleines kreisförmiges Loch (die Pupille) Licht erhalten kann. Jeder Punkt des Hintergrundes kann hier nur von einem kleinen Teil des Außenraumes Licht erhalten. Dieser Raumteil ist begrenzt durch eine Kegelfläche, welche bestimmt ist durch den betreffenden Punkt und die „Pupillenöffnung“; ebenso kann nur in diesen Teil des Außenraumes Licht von dem Punkt des Hintergrundes zurückkommen. Hält ein Beobachter sein Auge,

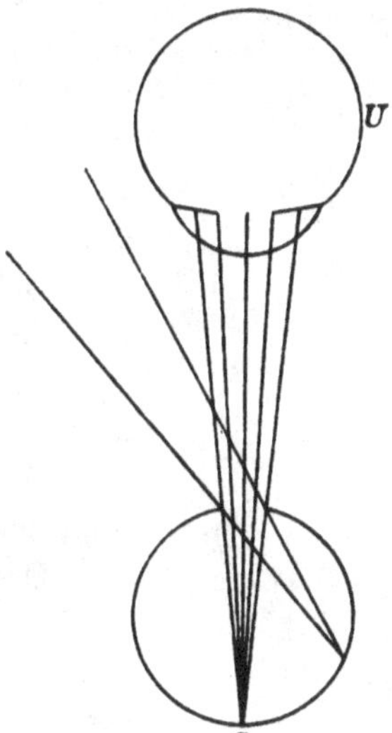

Fig. 1.

U, so wie in Fig. 1, so wird damit alles Licht vom Punkt *a* abgesperrt; dieser Punkt kann daher auch kein Licht aussenden. Für den kleinen Teil des Hintergrundes in der Umgebung von *a*, der überhaupt Licht zur Pupille von *U* senden könnte, gilt dasselbe. *U* sieht daher die Öffnung schwarz. Entfernt sich aber *U* so weit, daß nicht bloß *U*, sondern der ganze Kopf des Untersuchers innerhalb der erwähnten Kegelfläche liegt, so wird nicht mehr alles Licht vom Punkte *a* abgehalten, es ist daher möglich, ihn zu sehen. Dazu bedarf es einer hinreichend starken Lichtquelle (*L* in Fig. 2), welche Licht an *U* (und also auch am Kopf des Beobachters) vorbei nach *a* senden kann.

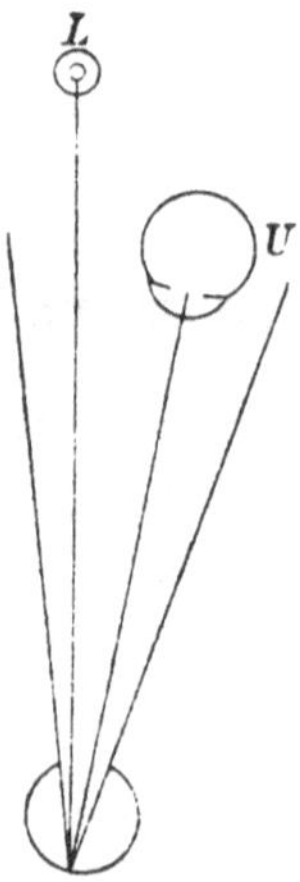

Fig. 2.

Im vollständigen Auge wird das beschriebene Verhalten durch die brechenden Medien etwas geändert.

Denken wir uns zunächst ein stark hypermetropisches Auge, das nicht accommodiert.

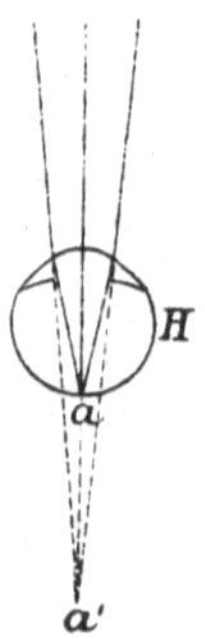

Fig. 3.

Wir nennen im Folgenden stets das beobachtete Auge *P*, das untersuchende *U*.

Das Strahlenbündel, welches von Punkt *a* in *P*'s Hintergrund durch die Pupille nach außen dringt, wird infolge der Brechung gesammelt, so daß die Strahlen eine Richtung annehmen, als ob sie vom Punkt *a'* kämen, dem Fernpunkt des Auges (Fig. 3). Sie bleiben also noch divergent, und die vorigen Betrachtungen gelten auch jetzt.

Wegen der Brechung ist der von a ausgehende Strahlenkegel nur schmäler, spitzwinkliger geworden, so daß U sich weiter entfernen muß als vorher, um nicht alles Licht von a abzusperren. Aber es ist klar, daß man auch jetzt bei hinreichend großem Abstand von P die Bedingungen dafür herstellen kann, den Hintergrund leuchten zu sehen. Diese Bedingungen haben wir alle gelegentlich verwirklicht gesehen, wenn wir Katzenaugen leuchten sahen. Das Auge der Katze ist hypermetropisch; der Hintergrund wirft mehr Licht zurück, als beim Menschen (wegen des sog. „Tapetum", einer stark reflektierenden Gewebsschicht zwischen Aderhaut und Netzhaut; sie findet sich bei vielen Tieren). Bei vollständiger Dunkelheit leuchten auch die Augen der Katzen nicht, ihr Hintergrund ist nicht selbstleuchtend, so wenig wie bei irgend einem andern Tier. Tritt man in ein dunkles Zimmer, in welchem sich eine Katze befindet, so wendet diese den Kopf gegen die Thüre, man sieht dann ihre Pupillen im Dunkeln leuchten. Das Licht von der Thüre her kann neben dem Beobachter vorbei in die Pupille der Katze dringen und einen Teil des Hintergrundes beleuchten. Die brechenden Medien bedingen, daß der Augenhintergrund stärker beleuchtet wird als das äußere Auge und dessen Umgebung, indem jene ein einigermaßen deutliches Bild der Lichtquelle auf dem Hintergrund zustande bringen. Deshalb „leuchten" die Pupillen im Dunkeln.

Unter ähnlichen Verhältnissen kann man zuweilen auch menschliche Pupillen leuchten sehen, besonders bei kleinen Kindern, die fast immer hypermetropisch sind und meist große Pupillen haben.

Als „amaurotisches Katzenauge“ bezeichnete man früher (vor Erfindung des Augenspiegels) einen Zustand von Blindheit, bei welchem man durch die Pupille des Patienten einen hellen weißlichen Reflex aus dem Auge kommen sah. Diese Erscheinung kann durch verschiedene Umstände bedingt sein, so durch Geschwülste des Augenhintergrunds (namentlich Netzhautgeschwülste), Exsudate im Glaskörper, Netzhautablösung. Sie beruht aber immer darauf, daß eine stark reflektierende Fläche im Auge ziemlich weit nach vorn liegt. Ein von einem Punkt dieser Fläche kommendes Strahlenbündel wird nach dem Verlassen des Auges immer noch aus stark divergenten Strahlen bestehen, wir haben daher ein ähnliches Verhalten wie beim Katzenauge. Doch liegt in diesen pathologischen Fällen beim Menschen die reflektierende Fläche oft so weit nach vorn, daß sie durch eine weite Pupille viel leichter gesehen werden kann, als der Hintergrund eines Katzenauges.

Ist P für parallele Strahlen eingestellt, wie das emmetropische Auge, wenn es nicht accommodiert, so wird man auf die besprochene Art und Weise die Pupille nicht zum Leuchten bringen können. Der von Punkt a ausgehende Strahlenkegel verläßt das Auge als ein Bündel paralleler Strahlen. Ein Auge, welches Punkt a sehen will, muß eine solche Stellung haben, daß das Strahlenbündel von a teilweise durch die Pupille des beobachtenden Auges eindringen kann; aber damit wird notwendig alles Licht von a abgesperrt, so dass von da auch kein Licht ausgehen kann.

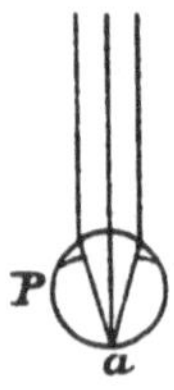

Fig. 4.

Ist P für Strahlen eingestellt, welche von einem Punkt in endlichem Abstand kommen, wie dies beim myopischen Auge stets der Fall ist, so wird es wieder möglich sein, den Augengrund zu sehen. Die von a ausgehenden Strahlen (Fig. 5) kreuzen sich in a', dem Fernpunkt des Auges (wenn dieses nicht accommodiert). Von a' gehen die Strahlen divergent weiter, und in gewissem Abstand von a' kann ein Beobachter sein Auge anbringen, ohne damit alles Licht für a abzusperren. Bei hochgradiger Myopie, wo a' nahe vor P liegt, und bei großer Pupille wird man wie bei starker Hypermetropie ohne Schwierigkeit die Pupille in der angegebenen Weise zum Leuchten bringen können.

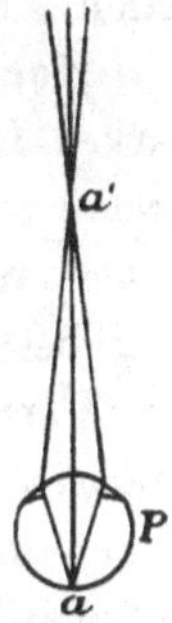

Fig. 5.

Das Auge verhält sich also im Wesentlichen wie ein kleiner Kasten mit undurchsichtigen Wänden (Camera obscura): selbst wenn der Kasten innen weiß ist, erscheint doch ein kleines Loch in der Wand bei sonst vollständigem Verschluß des Kastens ganz schwarz, man sieht nichts von dessen Innenseite. Ist dagegen die Wand für Licht durchgängig, so wird man die Innenseite durch das Loch sehen können. Beim albinotischen Menschen können die Augenhäute (Sklera, Aderhaut, Iris) vollständig pigmentfrei sein, sie lassen dann ziemlich viel Licht durchgehen, durch welches der Hintergrund diffus beleuchtet wird. Deshalb sieht man die Pupille bei solchen Leuten rot oder rötlich (wie bei weißen Kaninchen). Bringt man vor ein solches Auge einen schwarzen Schirm mit einem Loch, welches der Pupille entspricht, so daß nur durch dieses Licht ins Auge dringen kann, so erscheint die Pupille schwarz wie beim normalen Auge.

Konzentriert man mittelst einer starken Linse sehr starkes Licht auf der Sklera eines normalen Auges, etwas vom Hornhautrand entfernt, so dringt durch die Augenhäute genügend Licht ein, um durch die Beleuchtung des ganzen Hintergrundes der Pupille eine schwach rote Färbung zu geben. (v. Reuss hat neuerdings einen Apparat konstruiert, um mittelst elektrischen Lichts das Augeninnere durch die Augenhäute durch so zu erleuchten, daß man dasselbe gerade wie mittelst des Augenspiegels betrachten kann.)

Mit Hilfe des Augenspiegels kann man sehr leicht die Pupille eines normalen Auges zum Leuchten bringen. Derselbe wurde von Helmholtz im Jahre 1851 erfunden. Schon früher war von Fällen berichtet worden, bei welchen man unter Verhältnissen wie die oben genannten die menschliche Pupille leuchten sah. Das Augenleuchten bei Katzen und anderen Tieren, sowie beim albinotischen Menschen, war längst bekannt. Aber eine Erklärung fanden diese Erscheinungen erst durch Helmholtz.

Um einen Augenhintergrund zu sehen, handelt es sich immer um die Überwindung der Schwierigkeit: eine Lichtquelle so anzubringen, daß der von letzterer beleuchtete Teil des Hintergrundes wieder Licht in das Auge des Beobachters senden kann.

Dies kann auf verschiedene Art erreicht werden:

1. Ohne Augenspiegel in folgender Weise[1]: Vor *P* wird eine Lichtquelle angebracht. *U* sieht dicht an dieser vorbei in *P*'s Pupille und ist durch einen undurchsichtigen Schirm gegen das direkte Licht der Lichtquelle geschützt. Ist nun *P* für die Lichtquelle accommodiert, so wird *U* nichts von *P*'s Hintergrund sehen, die Pupille bleibt schwarz (Fig. 6). Der Strahlenkegel, welcher von einem Punkt der Lichtquelle in *P*'s Pupille eindringt, wird auf der Netzhaut zu einem Punkt gesammelt. Von diesem Punkt kommt wieder ein Strahlenkegel aus der Pupille heraus und geht denselben Weg zurück, d. h. er geht zu seinem Ausgangspunkt in der Lichtquelle. Dies gilt für jeden Punkt der Lichtquelle: Je ein Punkt dieser und des Netzhautbildes (also des beleuchteten Hintergrundes) sind „konjugiert“. Kein einziger Strahl vom beleuchteten Hintergrund kann *U* erreichen.

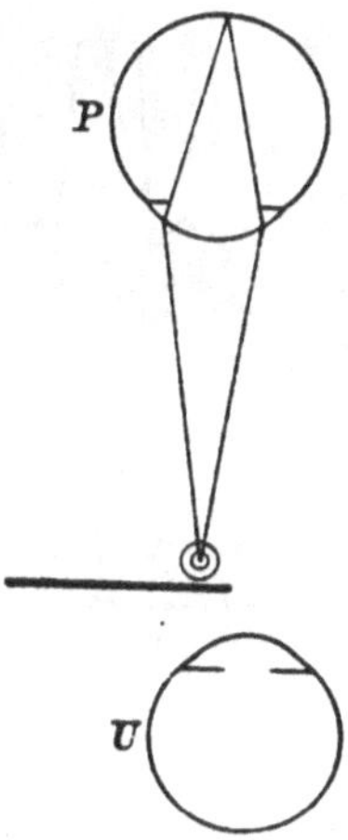

Fig. 6.

Ist dagegen *P* nicht accommodiert für die Lichtquelle, so wird der von einem Punkt der letzteren zur Pupille von *P* gehende Strahlenkegel nicht zu einem Punkt auf der Netzhaut gesammelt (Fig. 7), sondern bildet einen Zerstreuungskreis auf dieser. Von jedem Punkt des so beleuchteten Hintergrundes kommt wieder ein Strahlen-

[1] Von der ohne weiteres verständlichen Durchleuchtung der Sklera nach v. Reuss sehen wir hier ab.

kegel aus der Pupille heraus. Ist nun das Auge z. B. für parallele Strahlen eingestellt, so wird jeder solche Strahlenkegel durch die Brechung im Auge in ein Bündel von Strahlen umgewandelt, welche nach dem Verlassen des Auges parallel sind zum Richtungsstrahl des Punktes, von welchem sie kommen. Ein Teil des Strahlenbündels, welches beispielsweise von Punkt *a* ausgeht, wird dann neben der Lichtquelle und dem Rand des Schirmes vorbei in die Pupille von *U* gelangen können (Fig. 7).

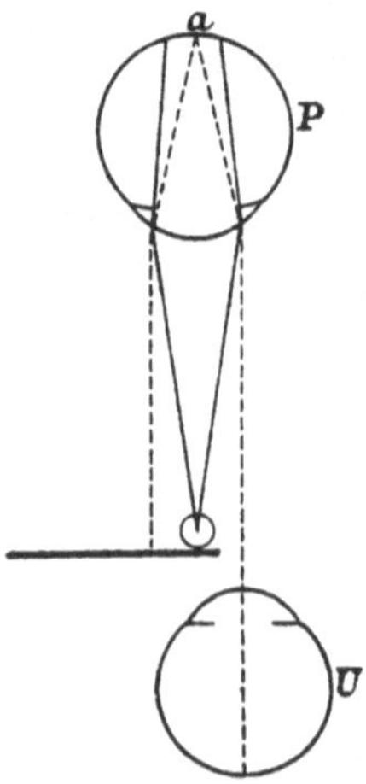

Fig. 7.

(Bei diesem Versuch darf also *P* nicht ins Licht sehen, sondern muß etwas neben dem Rand des Schirmes vorbei in die Ferne sehen. Ferner darf das Licht nicht zu nahe bei *P* stehen, da hierdurch die Pupille verengert und ferner die Beleuchtung der Iris so stark wird, daß das Leuchten der Pupille des mangelnden Kontrastes wegen undeutlicher wird. Ein Stearinlicht kann etwa 40—80 cm von *P* angebracht werden.)

2. Statt eine Lichtquelle vor dem Rande des Schirmes anzubringen, kann man diesen Teil des Schirmes zu einer Spiegelfläche machen, welche das Licht einer Lichtquelle nach *P* reflektiert, oder noch besser: *U* sieht durch ein Loch in einem Spiegel, während der das Loch umgebende Teil des Spiegels Licht in *P*'s Pupille wirft.

Bei dieser Anordnung ist es — im Gegensatz zu der unter (1) beschriebenen — gleichgültig, ob *P* für die Lichtquelle accommodiert ist oder nicht. Die Lichtquelle für *P* ist jetzt *L'*, das Spiegelbild von *L*. Ist der Spiegel, wie in Fig. 8, ein Planspiegel, so liegt *L'* ebenso weit hinter der Spiegelebene, als *L* vor derselben, auf einer die Spiegelfläche senkrecht schneidenden Geraden. Fig. 8 ist unter der Voraussetzung gezeichnet, daß *P* für *L'* accommodiert ist. Die Strahlen, die von einem Punkt der Lichtquelle in *P*'s Pupille eindringen, werden zu einem Punkt auf dessen Netzhaut gesammelt. Von einem beleuchteten Punkt des Hintergrundes geht sodann ein Strahlenkegel durch die Pupille heraus. Von diesem wird ein Teil den Spiegel treffen und nach *L* zurückgeworfen werden; ein anderer Teil wird dagegen durch das Loch im Spiegel gehen und somit in die Pupille von *U* eindringen. Der Spiegel kann ebenso gut ein Konkav- oder Konvexspiegel sein, wie ein Planspiegel. Nur bedingt dies eine Änderung der Lage und Größe von *L'* und damit auch der Beleuchtungsverhältnisse des Hintergrundes (s. Anhang).

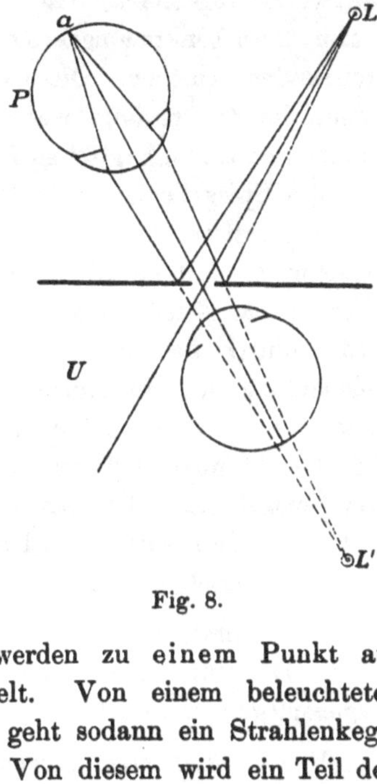

Fig. 8.

Wenn P nicht für L' accommodiert ist, so wird jeder Punkt der Lichtquelle als Zerstreuungskreis auf der Netzhaut von P abgebildet. Wäre nun kein Loch im Spiegel, so hätten diese Zerstreuungskreise alle die Form von kleinen kreisrunden Scheiben. Diese würden übereinander greifen, indem die Zerstreuungskreise zweier benachbarter Lichtpunkte sich zum allergrößten Teile decken. Das Vorhandensein des Spiegellochs bedingt, daß bei den meisten Zerstreuungskreisen (unter Umständen bei allen) etwas fehlt, entweder die Mittelpartie oder ein anderer Abschnitt. Da indessen die Zerstreuungskreise übereinander greifen, so wird dadurch nur eine sehr diffuse Verminderung der Beleuchtung des Hintergrundes von P bewirkt, ganz wie wenn das Lichtbild auf dem Hintergrund scharf ist; an Fig. 8 sieht man, daß von dem Strahlenkegel, der von L zum Spiegel geht, der das Loch treffende Teil verloren geht, und daß somit a schwächer beleuchtet wird, als wenn kein Loch da wäre.

3. Gewissermaßen noch einfacher ist die Methode, welche Helmholtz bei der ersten Konstruktion seines Augenspiegels anwandte.

Vor P wird eine durchsichtige planparallele Glasplatte angebracht, so daß von dieser Strahlen einer seitlichen Lichtquelle nach P reflektiert werden. Die Platte wirkt also wie ein Planspiegel.

Fig. 9 ist der Einfachheit halber unter der Voraussetzung gezeichnet, daß P für L', das Spiegelbild von L, accommodiert ist. Ein Teil des Lichtkegels, der von einem Punkt von L zur Glasplatte geht, wird von dieser durchgelassen und kommt nicht in Betracht (wie der Teil, welcher durch das Loch im Spiegel ging); ein anderer Teil wird zurückgeworfen und dringt in *P* ein. Von dem beleuchteten Punkt des Hintergrundes gehen dann Strahlen auf demselben Weg zurück zur Glasplatte und werden hier zum Teil wieder nach *L* zurückgeworfen, zum anderen Teil nach *U* durchgelassen.

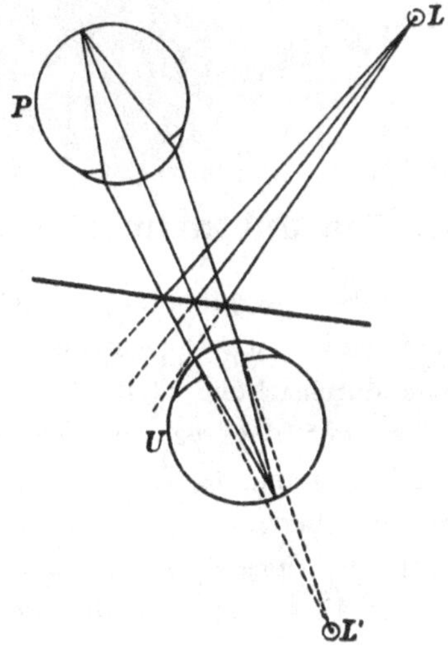

Fig. 9.

Natürlich braucht die Glasplatte nicht notwendig planparallel zu sein, sie kann auch irgend ein gewöhnliches Brillenglas sein, konkav oder konvex.

II. Die ophthalmoskopische Untersuchung.

Ein Ophthalmoskop besteht aus einem kleinen, mit Griff versehenen Spiegel, der in der Mitte ein Loch oder eine durchsichtige Stelle hat. Man faßt den Griff ganz unten mit der rechten (oder linken) Hand, stützt den obersten Rand des Instruments gegen seinen rechten (oder linken) oberen Augenhöhlenrand, so daß man durch die Mitte des Spiegels sehen kann, und hält letzteren so, daß er das Licht einer Lichtquelle in die Pupille des Untersuchten wirft.

Die Lichtquelle, eine Flamme[1], die am besten recht hoch und breit ist, wird seitwärts vom Kopf des Patienten angebracht (am besten auf der Seite des gerade untersuchten Auges).

Spiegel, die nur aus einer durchsichtigen Glasplatte bestehen, werden kaum gebraucht (sie geben zu wenig Licht). Der Spiegel ist entweder ein polierter Stahlspiegel mit einem Loch in der Mitte, oder ein gewöhnlicher Glasspiegel, der in der Mitte durchbohrt oder vom Belag befreit ist. Man benützt teils Plan-, teils Konkavspiegel.

[1] Man kann auch elektrisches Glühlicht anwenden.

1. Die vorläufige ophthalmoskopische Untersuchung,

welche man immer vor der eigentlichen Untersuchung des Hintergrundes vornehmen soll, besteht darin, daß man die Pupille von *P* aus einem Abstand von etwa 20 cm beleuchtet. Man sieht dann in einem normalen Auge die ganze Pupille in roter Farbe leuchten, der Farbe des Hintergrundes.

Mannigfache pathologische Veränderungen kann man allein mit dieser Untersuchung entdecken. Sie ist so leicht, daß sie jeder so zu sagen ohne weiteres ausführen kann.

Patient soll in der Regel nicht in den Spiegel sehen, da sich die Pupille sonst stark verengt; er soll dicht am Kopf des Untersuchers vorbei sehen, und zwar rechts (vom Untersucher) vorbei, wenn man das rechte, links vorbei, wenn man das linke Auge spiegelt. *U* bekommt dann einen Teil des Hintergrundes zu sehen, welcher nach innen (nasal) von der Fovea centralis liegt. Hier liegt die Sehnervenpapille, welche heller ist, als der übrige Hintergrund. Sieht man auf jene, so leuchtet die Pupille stärker, als wenn man einen anderen Teil des Hintergrundes vor sich hat. Man läßt dann *P* hintereinander nach verschiedenen Richtungen sehen, führt auch selbst verschiedene Bewegungen aus, so daß man das Auge nach möglichst vielen Richtungen durchmustert.

Oft ist es zweckmäßig oder notwendig, die Pupille von *P* zu erweitern, am besten mittelst Einträuflung von 1 oder 2 Tropfen einer Homatropinlösung ($^1/_2$ $^0/_0$). Auch Cocain (2 bis 4 $^0/_0$) kann benützt werden, dabei soll man aber den Patienten öfter zum Blinzeln auffordern, da nach Cocaineinträuflung infolge mangelhafter Thränenabsonderung eine Vertrocknung der Hornhautoberfläche und damit leichte Trübung derselben eintreten kann. Bei Iritis oder hinteren Synechieen ist Atropin am Platz, oder, was am stärksten wirkt, erst Cocain, und dann einige Minuten darauf Atropin. Bei normalen Verhältnissen ist Atropin unzweckmäßig wegen zu langer Dauer der Accommodationslähmung. Bei Glaukom oder auch nur bei Verdacht auf solches sind alle Mydriatica wegzulassen[1]. Am ehesten ist noch Cocain zulässig, wenn man die Vorsicht gebraucht, gleich nach beendigter Untersuchung Eserin ($^1/_2$ °/$_0$) oder Pilocarpin (1 bis 2 °/$_0$) einzuträufeln.

Bei einem durch hintere Synechieen bedingten sekundären Glaukom ist Atropin nicht bloß zulässig, sondern geradezu angezeigt.

Zu den pathologischen Veränderungen, welche mittelst des bloßen Durchleuchtens erkannt werden können, gehören vor allem Trübungen in den durchsichtigen Medien, wie Flecken in der Hornhaut, auf der vorderen Linsenkapsel, in der Linse. Dieselben heben sich dunkel oder ganz schwarz von dem hellroten Grund ab, wie ein ferner Luftballon gegen den hellen Himmel schwarz aussieht, auch wenn er nicht schwarz ist.

Zu genauerer Untersuchung von Trübungen der Hornhaut ist es sehr zweckmäßig, eine Lupe (Konvexlinse) von 2 oder 3 Zoll Brennweite hinter dem Spiegel anzubringen;

---

[1] Atropin kann selbst bei Fehlen jeglicher Vorboten einen Glaukomanfall hervorrufen.

man muß dann entsprechend nahe an das Auge herangehen. Bei solcher Vergrößerung kann man oft Trübungen, z. B. feine Blutgefässe[1], feine Punkte auf der Hinterfläche der Hornhaut sehen, die ohne Vergrößerung nicht sichtbar waren. Ebenso nützlich ist die Lupenuntersuchung bei Trübungen in der Linse, auf der vorderen oder hinteren Linsenkapsel, und bei Nachstar.

Unregelmäßigkeiten des Pupillenrandes, hintere Synechieen, Löcher in der Iris, sieht man bei dieser Untersuchung besonders deutlich. Kleine Löcher in der Iris sind oft auf keine andere Weise zu entdecken. Die Feststellung eines solchen kleinen Loches kann von großer Bedeutung sein für die Diagnose eines Fremdkörpers im Bulbus.

Bei Verschiebungen der Linse (Subluxation) wird deren Rand oft im Pupillargebiet sichtbar, namentlich bei erweiterter Pupille. Der Linsenrand zeigt sich dann als feiner, schwarzer Kreisbogen infolge totaler Reflexion der aus dem Hintergrund kommenden Strahlen am Linsenrand. (Ausnahmsweise kann der kleine Rand auf eine kleine Strecke seine Form verändert haben, so daß er ziemlich geradlinig erscheint.)

Auch Trübungen im Glaskörper, besonders im vorderen Teil desselben, werden sehr gut gesehen (wichtig ist namentlich auch feine staubförmige Trübung). Läßt

[1] Feine besenreisförmig ausstrahlende Gefäße sind z. B. charakteristisch für interstitielle Keratitis bei Lues congenita und manchmal das einzige sichere Zeichen letzterer; diese Gefäße sind noch viele Jahre nach Ablauf der Entzündung sichtbar und verschwinden nie ganz.

man den Patienten öfters die Blickrichtung ändern, so erkennt man, ob die Trübungen beweglich sind, der Glaskörper also mehr oder minder dünnflüssig ist: In dem Augenblick, wo die Blickbewegung aufhört, kann man die Trübungen im Pupillargebiet weiterfliegen sehen; oft bemerkt man sie erst dadurch.

Die Untersuchung der durchsichtigen Medien mittelst des Augenspiegels nennt man Untersuchung im durchfallenden Licht, im Gegensatz zur Untersuchung im auffallenden Licht, welche in einfacher Betrachtung des Auges bei guter Beleuchtung besteht. Untersuchung mit seitlicher Beleuchtung nennt man letztere, wenn man mittelst einer starken Linse starkes Licht auf den Teil konzentriert, den man untersuchen will; dies geschieht am besten im Dunkelzimmer — wie auch die ophthalmoskopische Untersuchung —, denn die beleuchteten Teile treten deutlicher hervor, wenn deren Umgebung nur schwach beleuchtet ist.

Die einfache Sache, die Pupille zum Leuchten zu bringen, sichert u. a. gegen einen wichtigen Irrtum, der ab und zu bei Ärzten vorkommt, die nicht ophthalmoskopieren. Der Irrtum besteht darin, daß eine Sehschwäche auf grauen Star bezogen wird, während sie auf einer schwereren Augenkrankheit beruht, z. B. auf Glaukom. Sieht ein Patient sehr schlecht, während seine Pupille beim Spiegeln ganz klar leuchtet, so kann grauer Star nicht der Grund der Sehschwäche sein. Einen solchen Patienten wieder wegschicken, „bis der Star reif ist", bedeutet leider oft ebenso viel, als den Patienten unheilbarer Erblindung überliefern, welche durch rechtzeitiges Eingreifen hätte verhütet werden können. Die Linse erscheint oft bei alten Leuten etwas kataraktös (trübgrau), ohne es wirklich zu sein. Das rührt daher, daß im Alter die Linse härter wird; der Brechungsunterschied zwischen Linse einerseits, Kammerwasser und Glaskörper andererseits wird damit größer, wodurch eine stärkere Reflexion des diffusen Tageslichtes an der Vorder- und Hinterfläche der Linse (oft auch an dem sehr harten Kern) bedingt wird, als früher. Deshalb sieht die Linse im auffallenden Licht grau aus, trotzdem sie ganz gut durchsichtig ist und nicht im mindesten den Hintergrund verschleiert; aber letzteres kann nur durch Untersuchung im durchfallenden Licht klargestellt werden.

2. Die Untersuchung im aufrechten Bilde.

Will man die tiefsten Teile des Auges und den Hintergrund selbst untersuchen, so muß man so nahe wie möglich an das Auge des Patienten herangehen, um möglichst viel von dessen Hintergrund zu übersehen. Die Sache verhält sich ähnlich, wie wenn man durch ein Schlüsselloch in ein Zimmer sehen will (über das ophthalmoskopische Gesichtsfeld s. Anhang). Am besten untersucht man das rechte Auge mit dem rechten, das linke mit dem linken. Patient soll auch hierbei dicht am Kopf des Untersuchers vorbei sehen; man beginnt nämlich stets mit der Besichtigung der Papille. Da diese normaler Weise der hellste und damit am leichtesten wahrzunehmende Teil des Hintergrundes ist und nahezu in der Mitte des letzteren liegt, da sie ferner den Ausstrahlungspunkt für die Netzhautgefäße bildet und nebst ihrer nächsten Umgebung ein Lieblingsort für krankhafte Veränderungen ist, so paßt sie vortrefflich zum Ausgangspunkt der Untersuchung und zur Orientierung im Hintergrunde.

Bei dem geringen Abstand vom Auge des Patienten fällt es dem Anfänger oft schwer, die Beleuchtung festzuhalten. Ferner ist der auf einmal zu übersehende Teil des Hintergrundes ziemlich klein, selbst wenn man noch so nahe herangeht, nämlich nicht viel größer als die Papille. Es ist daher für den Anfänger etwas schwer, diese zu finden. Eine weitere Schwierigkeit liegt darin, daß der Untersucher, um die Einzelheiten des Hintergrundes deutlich und scharf zu sehen, sein Auge für eine ganz andere Entfernung einstellen muß als den wirklichen, sowie den subjektiv geschätzten (scheinbaren) Abstand des Hintergrundes.

Punkte im vordersten Teil von *P* erfordern für ihre deutliche Wahrnehmung fast dieselbe accommodative Einstellung, wie wenn die brechenden Medien von *P* nicht vorhanden wären. Ein leuchtender Punkt im optischen Mittelpunkt von *P* sendet lauter Richtungsstrahlen aus und erleidet daher keine optische Verschiebung durch die brechenden Medien.[1] Ist *U* z. B. 20 cm von *P*'s optischem

[1] Wir gehen in unseren optischen Betrachtungen vom sog. reduzierten Auge aus. In diesem denken wir uns die Brechung nur an der Vorderfläche der Hornhaut stattfindend; deren Krümmungsmittelpunkt ist dann der Knotenpunkt (optische Mittelpunkt) des Auges, ihr Krümmungshalbmesser ist also identisch mit dem Abstand des Knotenpunktes von der Hornhaut. Die Maße von Hasner's reduziertem Auge sind: Knotenpunktsabstand von der Hornhaut = 7,5 mm, Abstand des Knotenpunktes vom hinteren

Mittelpunkt entfernt, so muß zur deutlichen Wahrnehmung dieses Punktes die Accommodation gerade diesem Abstand entsprechen. Dasselbe gilt sehr annähernd für alle Punkte im vordersten Teile von *P*.[1]

Anders, wenn man die Einzelheiten des Hintergrundes sehen will. Ist *P* für parallele Strahlen eingestellt, so verlassen die Strahlen, die von einem Punkt des Hintergrundes durch die Pupille hinausgehen, das Auge unter sich parallel. Ein Beobachter muß also, um den Punkt deutlich zu sehen, sein Auge für parallele Strahlen einstellen, d. h. für eine große Entfernung, während er ganz nahe an dem beobachteten Auge sitzt mit dem Bewußtsein, daß das Objekt, welches er sehen will, nur etliche Centimeter von ihm entfernt ist. Dies fällt

---

Brennpunkt = 15 mm (also hintere Brennweite = 22,5 mm), Abstand des vorderen Brennpunktes von der Hornhaut (vordere Brennweite) = 15 mm, Brechungsverhältnis zwischen Augenmedien und Luft = $\frac{3}{2}\left(=\frac{f''}{f'}\right)$.

[1] Punkte, welche vor dem optischen Mittelpunkt liegen, erleiden eine höchst unbedeutende, in diesem Zusammenhange ganz gleichgültige, optische Verschiebung nach vorn. Z. B. der Pupillenrand: Die Strahlen, welche von einem Punkte desselben ausgehen, bekommen durch die Brechung an der Hornhaut eine Richtung, als ob sie von einem Punkte herkämen, der nur wenig (einen Bruchteil eines mm) weiter vorn sowie etwas ferner von der Augenachse liegt (Fig. 10); *o* ist der optische Mittelpunkt, *p'* das Bild von *p*.

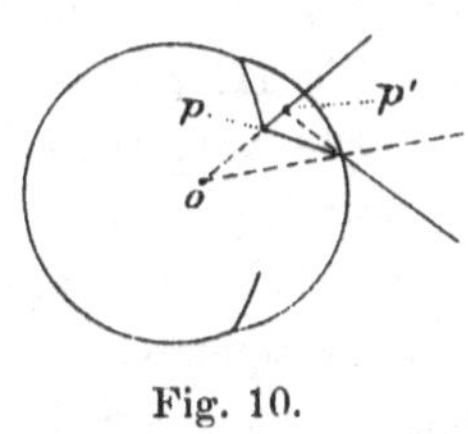

Fig. 10.

Die Punkte, welche nahe hinter dem optischen Mittelpunkt liegen, erleiden dagegen eine kleine optische Verschiebung nach rückwärts.

dem Anfänger schwer, er accommodiert und sieht deshalb die Punkte des Hintergrundes nicht scharf, sondern mehr oder weniger verwischt, je nachdem er stärker oder schwächer accommodiert. Man kann deshalb den Anfänger bei der Beobachtung des Hintergrundes zuerst ein vor *P* (oder hinter den Spiegel) gesetztes Konkavglas benützen lassen (ein Glas von 3,0 D. reicht für den Emmetropen meist aus; es ist aber sehr zweckmäßig, sich baldmöglichst an immer schwächere Gläser zu gewöhnen und so allmählich seine Accommodation ganz entspannen zu lernen). Dieses Glas giebt den parallelen Strahlen eine Richtung, als ob sie von einem nahen Punkte kämen (dem Brennpunkt des Glases); wenn also *U* für diesen Punkt accommodiert, sieht er *P*'s Hintergrund deutlich.

Sieht man von den Schwierigkeiten ab, welche ein Anfänger immer haben wird, so ist es in allen Fällen, in welchen der Hintergrund beleuchtet werden kann, sehr leicht, die optische Bedingung für ein absolut deutliches Sehen der Einzelheiten des Hintergrundes herzustellen, nämlich die Bedingung, daß Strahlen, welche von einem Punkte von *P*'s Hintergrund ausgehen, sich in einem Punkte von *U*'s Hintergrund vereinigen.

Die Erfahrung hat gelehrt, daß ein Auge, das gespiegelt wird, und welches man einfach ins dunkle Zimmer starren läßt ohne etwas zu fixieren, von selbst allmählich seine Accommodation aufgiebt. Nur in seltenen Fällen findet man (besonders bei Kindern), daß die Accommodation nicht ganz erschlafft. Sehr häufig ist (bei Kindern und jugendlichen Patienten) ein gewisser Wechsel im Accommodationszustande, so daß das Auge nur ab und zu seine Accommodation ganz erschlaffen läßt; fährt man mit der Untersuchung noch eine Weile fort, so pflegt dieser Wechsel aufzuhören.

Setzen wir nun voraus, *U* sei Emmetrop.[1] *P* kann nun emmetropisch, hypermetropisch oder myopisch sein.

1. *P* ist emmetropisch: *U* sieht die Einzelheiten im Hintergrunde deutlich ohne Glas, wenn er seine Ac-

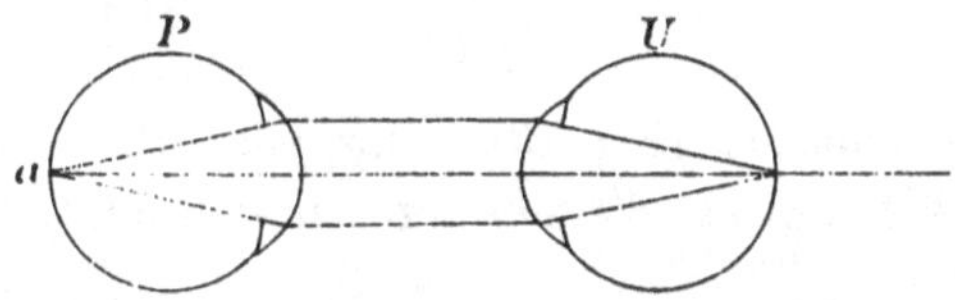

Fig. 11.

commodation aufgiebt (Fig. 11). Ein Anfänger wird, wie erwähnt, deutlicher mit einem Konkavglas sehen.

2. *P* ist hypermetropisch: *U* sieht den Hintergrund deutlich ohne Glas, wenn er für Punkt *a'* (Fig. 12)

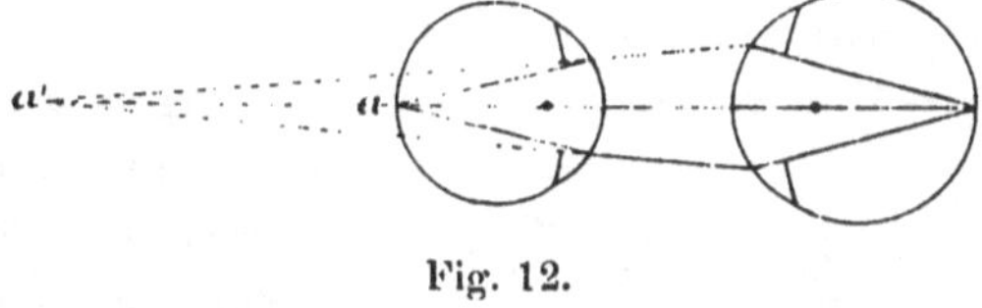

Fig. 12.

accommodiert, das Bild von *a*, welches *P*'s Medien bilden, und das zugleich der Fernpunkt von *P* ist.

3. *P* ist myopisch: Ohne Glas kann *U* den Hintergrund nicht deutlich sehen, denn ein emmetropisches Auge

[1] Er kann sich in jedem Falle zum Emmetropen machen durch Anbringen eines entsprechenden Korrektionsglases hinter dem Spiegel.

kann sich nicht für Strahlen einstellen, welche gegen dasselbe konvergieren; sie werden sich kreuzen, ehe sie die

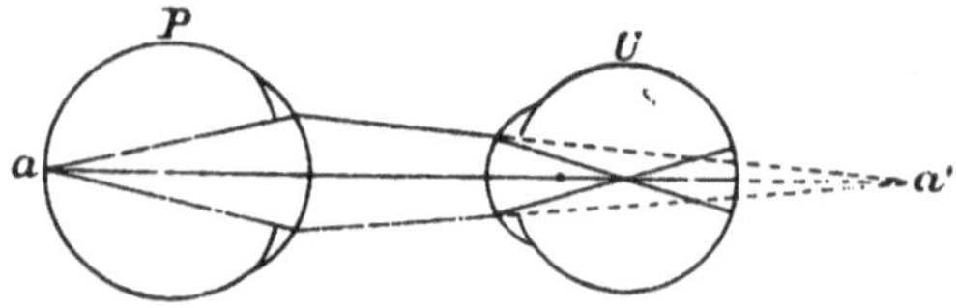

Fig. 13.

Netzhaut erreichen (Fig. 13). Nur mit Hilfe einer Zerstreuungslinse, welche die konvergierenden Strahlen parallel

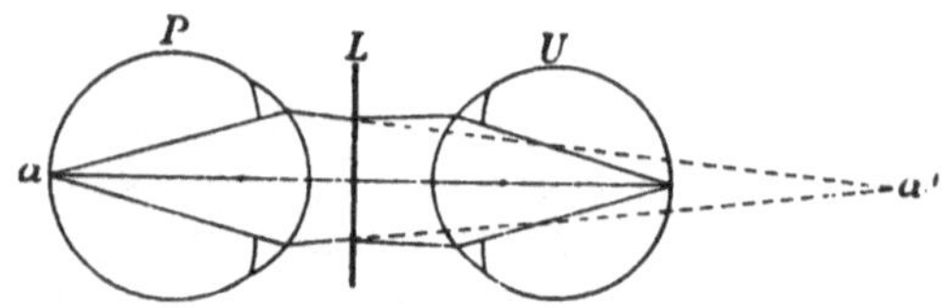

Fig. 14.

oder divergent macht, wird U die Punkte des Hintergrundes scharf sehen können (Fig. 14).

Diese Untersuchung heißt Untersuchung im *aufrechten Bilde*, weil man hierbei die Teile des Hintergrundes in ihrer natürlichen Lage sieht: Was oben liegt, sieht man oben, was rechts liegt, rechts, u. s. w. (Fig. 15).

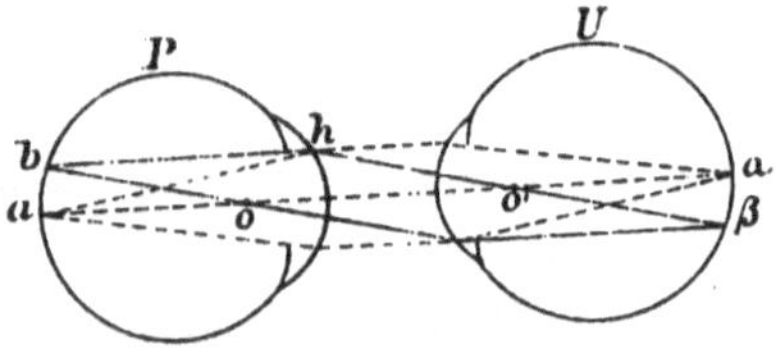

Fig. 15.

P und U sind in Fig. 15 emmetropisch angenommen. α ist das Bild von a, β das Bild von b. Einer der

Strahlen des von b ausgehenden Bündels (die nach dem Verlassen des Auges alle parallel zum Richtungsstrahl bo sind), ist gegen o', den optischen Mittelpunkt von U, gerichtet und wird also in U nicht mehr gebrochen (der Strahl bo'). Wo dieser Strahl die Netzhaut trifft, ist das Bild von b; denn alle Strahlen, welche von b nach U gelangen, werden ja (nach der Voraussetzung, daß beide Augen emmetropisch sind) auf der Netzhaut von U zu einem Bilde vereinigt. Also: β, das Bild von b, liegt gerade unter α, dem Bild von a; U sieht folglich Punkt b über a liegen, wie es der Wirklichkeit entspricht.

Die Vergrößerung im aufrechten Bilde.

Die Objekte des Hintergrundes sieht man bei dieser Untersuchung stark vergrößert. P's brechende Medien wirken wie eine starke Lupe. Man kann sich leicht eine Vorstellung von dem Grade der Vergrößerung bilden. P und U seien emmetropisch, wie in Fig. 15,

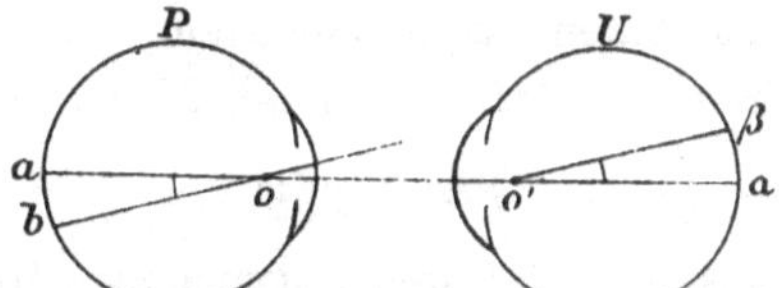

Fig. 16.

und $\alpha\beta$ wie dort das Bild von ab ($o'\beta \parallel bo$, Fig. 16). $\sphericalangle\, \alpha o'\beta$ ist also der Gesichtswinkel, unter welchem ab von U gesehen wird. Dieser Winkel ist $= \sphericalangle\, aob$, $\sphericalangle\, aob = \frac{ab}{ao}$[1].

[1] Ein Winkel kann immer ausgedrückt werden durch das Verhältnis des Bogens zum Radius, $\frac{b}{r}$. Bei kleinen Winkeln kann

Denken wir uns z. B., ab sei der **Durchmesser der Papille**, den wir p nennen wollen. ao ist gleich der hinteren Brennweite verringert um den Abstand des Knotenpunktes von der Hornhaut; bezeichnen wir ao mit d, so ist der Gesichtswinkel für die Papille von $P = \frac{p}{d}$.

Könnte die Papille von P direkt von U betrachtet werden, d. h. ohne daß die brechenden Medien von P vorhanden wären, so wäre der Gesichtswinkel für sie $= \frac{p}{s}$, wobei s den Abstand zwischen Papille und U (genauer dem Knotenpunkt o') bezeichnet. Dieser Abstand kann sehr verschieden gewählt werden, da ein normales Auge vermöge seiner Accommodation ein Objekt in verschiedenem Abstande deutlich sehen kann. Der geringste Abstand, den wir wählen können, ist der Nahpunktsabstand, den wir aber im allgemeinen bei unseren Beobachtungen nicht benützen. Wählen wir einen ziemlich geringen Arbeitsabstand, 20 cm, so wäre also der Gesichtswinkel für die Papille $= \frac{1,5}{200}$, indem der Papillendurchmesser $= 1,5$ mm angenommen werden kann. Durch P's brechende Medien betrachtet ist dagegen der Gesichts-

---

man für den Bogen ohne merklichen Fehler seine Sehne setzen, oder eine Gerade zwischen den Winkelschenkeln, welche den Bogen tangiert. Will man den Winkel in **Graden** ausdrücken, so multipliziert man diese Größe mit $\frac{180}{\pi}$. (Da ein Winkel von x^0 sich zu 180^0 verhält, wie sein Bogen zum halben Kreisumfange, d. h. $\frac{x^0}{180^0} = \frac{b}{r\pi}$, so ist $x = \frac{b \cdot 180}{r\pi}$.)

winkel für die Papille $= \frac{1{,}5}{15}$, indem $d = 15$ mm gesetzt werden kann.

Die Vergrößerung bei einem optischen Apparat wird ausgedrückt durch das Verhältnis zwischen dem Gesichtswinkel für einen Gegenstand, gesehen durch den Apparat, und dem Gesichtswinkel für denselben Gegenstand bei Betrachtung mit bloßem Auge.

Im vorliegenden Falle ist also die Vergrößerung $= \frac{p}{d} : \frac{p}{s}$, also $= \frac{s}{d}$, und für das gewählte Beispiel ist die Vergrößerung $= \frac{200}{15} = 13\frac{1}{3}$.

Unter sonst gleichen Umständen ist bei H (Hypermetropie) die Vergrößerung geringer, bei M (Myopie) größer, als bei E (Emmetropie).[1]

---

[1] Bei E fällt der hintere Brennpunkt des Auges in die Netzhaut. Bei H dagegen liegt die Netzhaut vor dem hinteren Brennpunkt. Dies kann entweder darauf beruhen, daß die Augenachse zu kurz ist (Achsenhypermetropie, AH), oder darauf, daß die Brechung zu schwach ist, also die Brennweite des Auges zu groß (Brechungshypermetropie, BH). Im allgemeinen ist H, jedenfalls bei den höheren Graden, AH.

M, wobei die Netzhaut hinter dem zweiten Brennpunkte des Auges liegt, kann gleichfalls entweder AM oder BM sein; aber im allgemeinen, und namentlich bei höheren Graden, beruht sie auf Achsenverlängerung.

Die ophthalmoskopische Vergrößerung bei BH und BM wird beim Astigmatismus besprochen werden (s. u.), wo dieselbe von wesentlicher praktischer Bedeutung ist. Hier soll gezeigt werden, wie sich die Vergrößerung bei AH und AM verhält im Vergleich zur Vergrößerung bei E. Wir gehen also hier davon aus, daß das brechende System dasselbe ist bei E, M und H, während die Länge der Augenachse verschieden ist.

Auf Grund dieser bedeutenden Vergrößerung ist die Untersuchung im aufrechten Bilde der Untersuchung im

---

U's optischer Mittelpunkt wird immer weiter von *P* entfernt sein, als *f*, *P*'s vorderer Brennpunkt. In diesem Falle wird der Gesichtswinkel für ein Objekt in *P*'s Hintergrund am größten erscheinen, wenn es noch hinter *P*'s hinterem Brennpunkt liegt. Das Verhalten ist ganz wie bei einer Lupe.

ab (Fig. 17) ist ein gleich großes Stück des Hintergrundes in einem kurzen (*H*), mittleren (*E*) und langen (*M*) Auge.

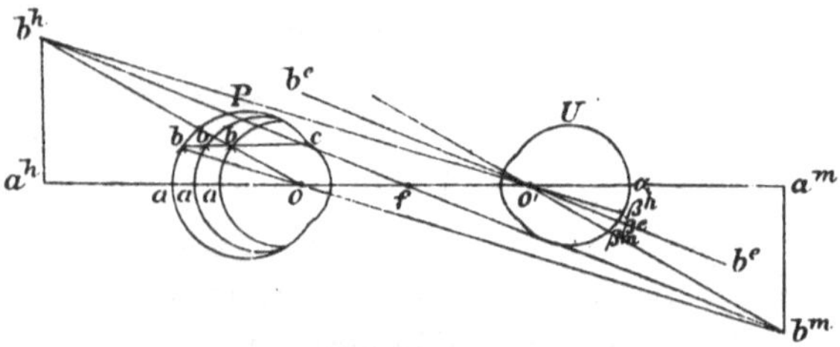

Fig. 17.

Der Strahl *bc*, parallel zum Achsenstrahl *ao*, wird nach seiner Brechung durch *f*, den vorderen Brennpunkt von *P*, gehen. Auf diesem Strahle *cf* (oder auf seiner Verlängerung nach rückwärts) wird das durch *P*'s brechende Medien entworfene Bild von *b* in allen drei Fällen liegen (der Ort des Bildes ist bestimmt durch den Schnittpunkt des Strahles *cf* mit dem jeweiligen Richtungsstrahl *bo*): bei *M* in b^m, bei *E* in ∞, bei *H* in b^h. Das Bild von *a* liegt auf der Achse *ao*, resp. in a^m, in ∞, in a^h. Ziehen wir die Geraden $b^m o'$, $b^e o' \parallel cf$ (als von dem unendlich fernen Bildpunkt b^e bei *E* herkommend), und $b^h o'$, so bekommen wir die Gesichtswinkel, unter welchen *U* in den drei Fällen das Stück *ab* sieht.

Fig. 17 zeigt, daß der Gesichtswinkel am größten bei *M* ist ($\sphericalangle\, \alpha o' \beta^m$), am kleinsten bei *H* ($\sphericalangle\, \alpha o' \beta^h$), zwischen beiden bei *E* ($\sphericalangle\, \alpha o' \beta^e$). Ferner sieht man, daß derselbe bei *M* zunehmen wird, wenn *U* sich von *P* entfernt, und abnehmen, wenn *U* sich *P* nähert; umgekehrt ist es bei *H*.

umgekehrten (s. u.) weit überlegen in Hinsicht auf die Beobachtung feinerer Strukturverhältnisse im Hintergrund; im umgekehrten Bild erreicht man keine so starke, doch immerhin noch eine beträchtliche Vergrößerung. Gerade

---

Bei *E* bleibt der Gesichtswinkel für jede Entfernung von *U* gleich groß.

Kommt *U* so nahe an *P*, daß sein optischer Mittelpunkt mit *f* zusammenfällt, so wird *ab* in allen drei Fällen unter demselben Gesichtswinkel gesehen. Die Vergrößerung ist dann also die gleiche, ob *M*, *E* oder *H* vorliegt.

Könnte *U*'s optischer Mittelpunkt noch innerhalb von *f* zu liegen kommen, so wäre der Gesichtswinkel für *ab* am größten bei *H*, am kleinsten bei *M*.

Bringt man vor *P* das Glas an, welches die Refraktionsanomalie von *P* korrigiert, so hat dies Einfluß auf die Vergrößerung. Steht das Glas so, daß sein optischer Mittelpunkt mit *P*'s vorderem Brennpunkte zusammenfällt (Fig. 18), so ist die Vergrößerung dieselbe bei *M*, *E* und *H* und außerdem un-

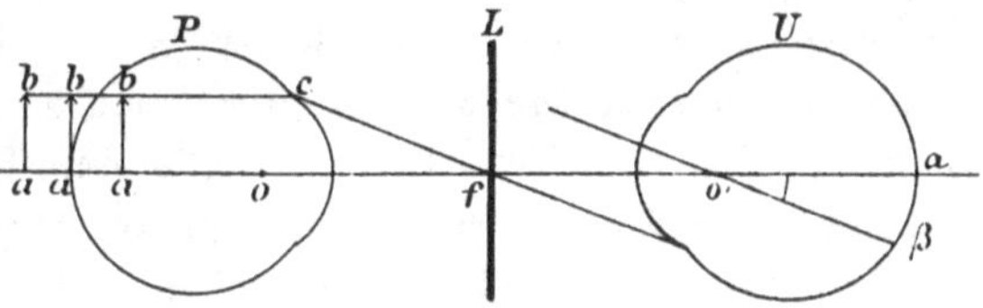

Fig. 18.

abhängig von *U*'s Abstand. *L* ist (s. Fig. 18) die *P* korrigierende Linse. Die von *b* ausgehenden Strahlen werden dann in allen drei Fällen nach dem Durchgang durch *L* parallel dem Strahl *cf* sein (der Einfachheit halber ist von den von *b* ausgehenden Strahlen in der Figur nur dieser Strahl gezeichnet). $o'\beta \parallel cf$; also ist β das Netzhautbild von *b* in allen drei Fällen.

In Wirklichkeit wird indes das Glas, wenn es hinter dem Spiegel angebracht ist, immer etwas weiter von *P* entfernt sein als *f*, und in diesem Falle ist die Vergrößerung wieder am stärksten bei *M*, am schwächsten bei *H*.

wegen der Vergrößerung ist die opthalmoskopische Untersuchung eine der schönsten und genauesten Untersuchungsmethoden, die man überhaupt für den lebenden Organismus hat. Feine anatomische Veränderungen, die sich der Untersuchung mit bloßem Auge ganz entziehen würden, werden mittelst des Augenspiegels leicht entdeckt.

Zur Beschreibung dessen, was man im Hintergrunde sieht, ist es notwendig, die Größe der beobachteten Objekte, ihren Abstand von der Papille u. dergl., zu bezeichnen. Allgemeine Maße anzugeben hat keinen Zweck, denn verschiedene Untersucher haben oft ein ganz verschiedenes Urteil in dieser Hinsicht, gerade wie bei der mikroskopischen Untersuchung: Man projiziert das Gesehene nicht in den gleichen Abstand und schätzt daher auch die Größe verschieden. Accommodiert man bei der Untersuchung, so projiziert man das Objekt leicht in geringeren Abstand und hält es für kleiner (gerade wie bei der Projektion eines Nachbildes: Projiziert man z. B. das Nachbild einer Lampenglocke auf eine entferntere Wand, so erscheint es größer, als die Lampenglocke, projiziert man es dagegen auf eine Fläche, die näher liegt als die Glocke, so erscheint es kleiner als diese).

Man muß daher die Größen und Abstände im Hintergrund mit Maßen bezeichnen, welche in diesem selbst gegeben sind, wie z. B. der Papillendurchmesser, die Breite eines großen Netzhautgefässes.

Außer den Flächenmaßen im Hintergrund handelt es sich oft auch um die Beurteilung von Tiefenverhältnissen. Diese wird ermöglicht 1) durch die paralaktische Verschiebung zwischen verschiedenen Punkten, 2) durch Bestimmung der Refraction für jeden einzelnen Punkt, indem der hierbei ermittelte Unterschied ein Maß für den Tiefenunterschied giebt.

Das Letztere kommt später zur Besprechung; hier soll nur etwas über die parallaktische Verschiebung gesagt werden.

Betrachtet man im aufrechten Bild zwei Punkte im Hintergrund, von welchen der eine weiter vorn liegt als der andere, und bewegt man sich mit Kopf und Spiegel etwas hin und her (oder auf und ab), so bewegt sich der nähere Punkt im Verhältnis zum ferneren scheinbar entgegengesetzt wie der Beobachter. Auf diese Weise sieht man z. B. leicht die Umbiegung der Gefässe in die physiologische Excavation. Bei der einen Stellung des Beobachters zeigt sich ein Gefäß in der Wand der Excavation perspektivisch stark verkürzt, bei einer anderen Stellung weit weniger verkürzt. Man hat einen lebhaften, geradezu „stereoskopischen" Eindruck von der Vertiefung.

Refraktionsbestimmung im aufrechten Bilde.

Die Bedeutung der Untersuchung im aufrechten Bild ist damit noch nicht erschöpft, daß sie die Diagnose feiner anatomischer Veränderungen im Augeninnern ermöglicht. Sie setzt uns auch in stand, den optischen Bau des Auges (die Refraktion) objektiv, d. h. unabhängig von den Angaben des Patienten, zu ermitteln.

Bei kleinen Kindern kann man die Refraktion nur ophthalmoskopisch bestimmen. Die Methode ist aber auch in vielen andern Fällen unentbehrlich. Es kommt bekanntlich ab und zu vor, daß die Angaben des Patienten bei der Sehschärfeprüfung, wobei sonst die Refraktion mitbestimmt wird, sehr unsicher oder auch bewußt unrichtig sind (Simulation); die objektive Refraktionsbestimmung mittelst des Spiegels ist hier unersetzlich. Als Ergänzung zu der bei der Sehschärfeprüfung gefundenen Refraktion spielt sie endlich in vielen Fällen eine sehr wichtige Rolle. Man denke z. B. nur daran, daß die *H* bei der Sehschärfeprüfung sehr oft zum großen Teil latent bleibt, während sie beim Spiegeln fast immer ganz manifest wird.

Zur Refraktionsbestimmung im aufrechten Bild muß die Bedingung erfüllt sein, daß nicht bloß der Untersuchte nicht accommodiert, sondern daß auch der Untersucher seine Accommodation ganz erschlaffen kann und daß er seine eigene Refraktion kennt.

Gehen wir zunächst davon aus, daß der Untersucher Emmetrop ist und nicht accommodiert. Er kann sich ja stets zum Emmetropen machen durch Anbringen seines korrigierenden Glases hinter dem Spiegel.

Ist *P* Emmetrop, so wird *U* die Einzelheiten des Hintergrundes vollkommen deutlich sehen ohne Glas. Konvexgläser wie Konkavgläser machen den Hintergrund undeutlicher.

Ist *P* Hypermetrop, so wird *U* den Hintergrund nur ganz deutlich sehen können mit einer Linse, welche die von einem Punkt von *P*'s Hintergrund divergent herauskommenden Strahlen parallel macht. Dieses Glas muß also eine Sammellinse sein, welche ihren Brennpunkt im Fernpunkt von *P* hat, ihre Brennweite muß gleich dem Fernpunktsabstand von *P* sein. Diese Linse giebt also den Grad der Hypermetropie an.

Ist *P* Myop, so wird *U* den Hintergrund wieder nur mit einer Linse deutlich sehen, welche die von einem Punkt des Hintergrundes konvergent herauskommenden Strahlen parallel macht, d. h. mit einer Zerstreuungslinse, deren Brennweite gleich dem Fernpunktsabstand von *P* ist, und welche mit anderen Worten das korrigierende Glas von *P* ist.

Wenn *U* accommodiert, so hat dies dieselbe Wirkung, wie wenn er eine Sammellinse vor sein Auge setzt. Er wird dann den Hintergrund eines Hypermetropen auch mit einer schwächeren Sammellinse und selbst ohne Linse sehen können (Fig. 12). Um sich zu vollständiger Accommodationsentspannung zu nötigen, muß daher *U* das stärkste Konvexglas suchen, mit dem er den Hintergrund noch vollständig deutlich sieht. Kann er die Accommodation nicht ganz entspannen, so wird er ein zu schwaches Konvexglas finden und also auch den Grad der Hypermetropie für geringer halten, als der Wirklichkeit entspricht.

Ferner wird *U*, wenn er accommodiert, den Hintergrund eines Myopen mit einem stärkeren Konkavglas sehen, als wenn er nicht accommodiert. Die Konkavlinse wird gerade entsprechend *U*'s Accommodationszuwachs stärker sein. *U* muß also hier immer das schwächste Konkavglas suchen, mit dem er den Hintergrund des Myopen deutlich sieht. Kann er die Accommodation nicht entspannen, so wird er ein zu starkes Konkavglas und damit einen zu hohen Grad von *M* finden.

Die Regel ist ganz dieselbe wie für die Refraktionsbestimmung bei der Sehschärfeprüfung. Hierbei ist es die

Accommodation von *P*, welche zu fehlerhaftem Ergebnis führen kann; bei der ophthalmoskopischen Refraktionsbestimmung kann dies auch durch die Accommodation von *U* bewirkt werden.

Betrachtet man ein Planglas als eine stärkere Sammellinse im Vergleich mit einem Konkavglas, und ein schwaches Konkavglas als stärkere Sammellinse gegenüber einem starken Konkavglas, so kann man ganz allgemein sagen: Die stärkste Sammellinse, womit der emmetropische Untersucher den Hintergrund von *P* vollkommen deutlich sehen kann, giebt die Refraktion von *P* an.

Der Gang der Untersuchung ist folgender: Der emmetropische Untersucher betrachtet zunächst den Hintergrund ohne Linse. Dann ist zweierlei möglich:

1. entweder er sieht den Hintergrund deutlich, — oder
2. er kann ihn nicht deutlich sehen.

Im ersten Fall weiß er, daß *P* nicht Myop ist; es kann nun *E* oder *H* vorliegen[1]. Um dies zu entscheiden, wird ein schwaches Konvexglas hinter den Spiegel gesetzt; ist *P* Emmetrop, so wird der Hintergrund undeutlich; ist *P* Hypermetrop, so bleibt jener noch deutlich. *U* setzt dann immer stärkere Konvexgläser vor, bis der Hintergrund undeutlich zu werden beginnt. Das letzte Glas, womit der Hintergrund noch vollkommen deutlich gesehen wurde, giebt den Grad der *H* an.

Im zweiten Fall, wenn *U* ohne Linse nicht deutlich

[1] Man hat im allgemeinen kein sicheres Gefühl dafür, ob man accommodiert oder nicht, wenn es sich nicht um stärkere Accommodationsbewegungen handelt.

sieht, kann *M* die Ursache sein (abgesehen von Fehlern in den Medien, wie Astigmatismus, Trübungen). *U* prüft dann, ob ein Konkavglas den Hintergrund deutlicher macht; ist dies der Fall, so ist *P* Myop, und das schwächste Konkavglas, mit welchem der Hintergrund möglichst deutlich gesehen wird, giebt den Grad der *M* an. Auch wenn *P* Hypermetrop ist, sieht *U* ohne Linse bisweilen den Hintergrund undeutlich, entweder weil er keine genügende Accommodation hat, oder weil er seine Accommodation nicht in Thätigkeit setzt. Die Prüfung mit Konvexgläsern wird dann den Hintergrund deutlich machen.

Ist *U* nicht Emmetrop, so kann er auch ohne seine Refraktion bei der Untersuchung durch ein besonderes Glas zu korrigieren (was etwas unbequem ist), gerade so verfahren, wie der Emmetrop, nur muß er dann, wenn er das schwächste Konkav- oder stärkste Konvexglas gefunden hat, mit welchem er deutlich sieht, seine eigene Refraktion mit in Rechnung bringen. Um hierbei stets klar darüber zu sein, was etwa zu addieren und was zu subtrahieren ist, geht der Ungeübte zweckmäßig von folgender Vorstellung aus. Er fragt sich: „Wie habe ich meinen eigenen Refraktionszustand durch das vorgesetzte Glas verändert, wenn ich das letztere zum dioptrischen System meines eigenen Auges hinzurechne." Hat *U* sich hierbei zu einem Myopen von *n* Dioptrien gemacht, so hat *P* eine Hypermetropie von *n* Dioptrien; hat *U* sich zu einem Hypermetropen von *n* Dioptrien gemacht, so hat *P* eine Myopie von *n* Dioptrien; hat sich *U* zum Emmetropen gemacht, so ist *P* auch Emmetrop.

U verändert nämlich mittelst des Glases seine Refraktion so, daß er auf den Fernpunkt von *P* eingestellt ist; sieht also *U* beispielsweise deutlich, wenn er sich zu einem Myopen von 2,0 *D* gemacht hat, so liegt jetzt sein Fernpunkt $\frac{100}{2} = 50$ cm hinter *P* (den Abstand zwischen *P* und *U* können wir als verhältnismäßig klein hierbei vernachlässigen, vgl. übrigens unten S. 42 u.f.); hier liegt also auch der Fernpunkt von *P*, d. h. *P* hat einen negativen Fernpunktsabstand von 50 cm und somit eine *H* von 2,0 *D*.

Man hat sich bei Berechnung seines eigenen Refraktionszustandes nur gegenwärtig zu halten, daß durch Konkavgläser die Refraktion hypermetropischer gemacht wird, durch Konvexgläser myopischer. (Ein Myop verringert zunächst seine *M* durch Konkavgläser, welche schwächer sind als sein korrigierendes — ihn zum Emmetropen machendes — Glas, und zwar um die Brechkraft des vorgesetzten Glases; durch stärkere Gläser als das korrigierende macht er sich zum Hypermetropen, der Grad seiner *H* wird dann natürlich ausgedrückt durch die Differenz zwischen der Brechkraft des vorgesetzten Glases und der Brechkraft seines korrigierenden Glases. Durch Konvexgläser wird der Myop noch stärker myopisch.

Der Hypermetrop verstärkt durch Konkavgläser seine *H* direkt um die Brechkraft des vorgesetzten Glases. Konvexgläser machen ihn successive weniger hypermetropisch, emmetropisch, myopisch.)

Einige Beispiele mögen die Sache veranschaulichen:

1. *U* sei Myop von 3,0 *D*.

a) Sieht *U* gerade ohne Glas deutlich, mit Konvexglas schlechter, so hat *P* eine *H* von 3,0 *D*.

b) Findet *U* ein Konkavglas von 2,0 *D* als schwächstes Konkavglas, mit dem er deutlich sieht, so hat er hiermit selbst noch eine *M* von 1,0 *D*, *P* hat also *H* 1,0.

c) Sieht *U* erst mit konkav 5,0 deutlich, so hat er seine *M* um 2,0 *D* überkorrigiert, d. h. sich zu einem Hypermetropen von 2,0 *D* gemacht, *P* hat somit *M* 2,0.

d) Sieht *U* noch mit + 2,0 *D* deutlich, so macht er sich hiermit zu einem Myopen von 5,0 *D*, *P* hat also *H* 5,0.

2. *U* sei Hypermetrop von 3,0 *D*.

a) Sieht *U* mit konkav 1,0 deutlich, so macht er sich damit zu einem Hypermetropen von 4,0 *D*, *P* hat somit *M* 4,0.

b) *U* sieht mit konvex 1,0 deutlich, verringert also seine *H* um 1,0 *D*; *P* hat folglich *M* 2,0.

c) *U* sieht noch mit + 4,0 deutlich, macht sich somit zu einem Myopen von 1,0, *P* hat also *H* 1,0.

Weitere Beispiele sind leicht aufzustellen.

Die zur Refraktionsbestimmung im aufrechten Bilde erforderlichen Linsen werden am besten am Augenspiegel selbst so angebracht, daß sie rasch nach einander hinter das Spiegelloch gebracht werden können. Ein mit einer Reihe solcher Linsen versehener Spiegel heißt Refraktions-Ophthalmoskop. Das Glas wird hierbei etwas weiter von *P* entfernt sein, als bei der funktionellen Refraktionsbestimmung. Bei höheren Graden von Ametropie kann deshalb das Ergebnis der ophthalmoskopischen Refraktionsbestimmung von dem der funktionellen abweichen, wenn dieser Umstand nicht berücksichtigt wird.

In Fig. 19 ist *P* hypermetropisch. Bei der Sehschärfeprüfung (oder bei einer Brille) entspricht die Lage der

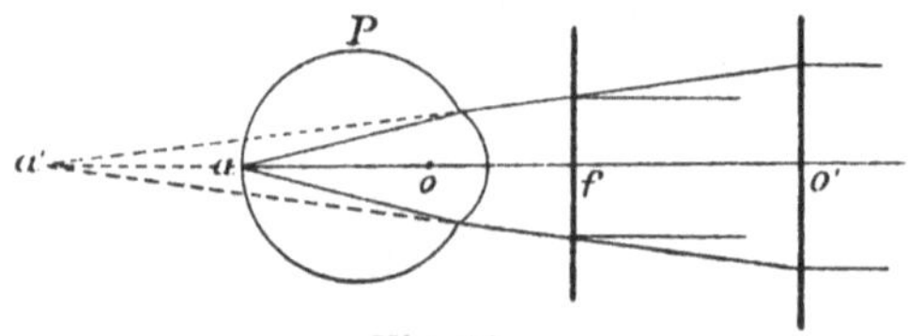

Fig. 19.

vor das Auge gesetzten Linse etwa dem vorderen Brennpunkt *f*. Damit die Linse in dieser Stellung die *H* korrigiert, muss ihre Brennweite $= fa'$ sein, indem a' der Fernpunkt von *P* ist. Beim Augenspiegeln liegt die benützte Linse etwa in o'. Damit diese Linse *P*'s Hypermetropie korrigiere, muß ihre Brennweite $= a'\,o'$ sein, also um die Strecke fo' größer, als wenn sie in *f* liegt.

Dieser Unterschied kommt nicht in Betracht, wenn die *H* gering ist (a' verhältnismäßig fern). Liegt z. B. *H* 1,0 vor, d. h. wird die *H* korrigiert durch $+ 1{,}0$ in *f*, und ist $fo' = 2$ cm, so wird die Brennweite des Glases, welches dieselbe *H* in der Lage o' korrigieren soll, $= 102$ cm sein; ihre Brechkraft also $= \frac{100}{102}$ Dioptrien, d. h. nur um $\frac{1}{51}$ Dioptrie geringer als 1,0, was ein verschwindender Unterschied ist.

Ist dagegen die *H* bedeutend (a' nahe bei *P*), so spielt die Größe fo' eine Rolle, und zwar umsomehr, je größer H ist. U muß daher so dicht wie möglich an P herangehen, damit fo' möglichst klein bleibt (etwa 2 cm).

Wird z. B. beim Spiegeln als korrigierendes Glas + 6,0 gefunden, so ist $o'a'$, die Brennweite dieses Glases, = $16^2/_3$ cm, also die Brennweite eines in f korrigierenden Glases = $14^2/_3$ cm, was einem Glas von nahezu + 7,0 D entspricht.

Ist P myopisch, so hat der Unterschied im Abstand der Gläser eine gleiche Wirkung, nur in umgekehrter Richtung, indem hier o' näher beim Fernpunkt des myopischen Auges liegt als f, das korrigierende Glas muß deshalb beim Spiegeln stärker sein als bei der funktionellen Prüfung. Bei geringer M ist der Unterschied ohne Bedeutung, keineswegs dagegen bei starker M. Hat P z. B. M 10,0, d. h. ist die M korrigiert durch ein Glas von − 10,0 in f, so muß das Glas, welches, in o' angebracht, die M korrigieren soll, eine Brennweite von 8 cm haben, seine Brechkraft also = 12,5 D sein. Man würde also hier mittelst des Spiegels die M um 2,5 D zu stark finden.

Für den emmetropischen Beobachter ist die Berechnung in solchen Fällen am einfachsten, wenn er sich der Benennung der Linsen nach ihrer Brennweite in Pariser (oder Rheinländer) Zollen bedient: Nimmt er die Strecke $o'f = 1''$ an, und wird beim Spiegeln z. B. $-4''$ als korrigierendes Glas gefunden, so ist die Brennweite der in f korrigierenden Linse $= -4 + (-1) = -5''$ (also ihre Brechkraft = $^1/_5$ oder, in Dioptrien ausgedrückt, $= \frac{40}{5} = 8{,}0$ D). Findet U ophthalmoskopisch $+ 5''$, so ist die Brennweite der funktionell korrigierenden Linse $= 5 - 1 = 4''$ (Brechkraft $= {}^1/_4 = 10{,}0\ D$).

Ein ametropischer Beobachter hat, wenn er seine Ametropie nicht für sich korrigiert, mehr zu rechnen. Am besten bestimmt er zunächst, wie oben beschrieben, ophthalmoskopisch die Refraktion von *P* in Dioptrien (was für ihn einfacher ist als die Bruchrechnung im Zollsystem), berechnet hieraus durch Dividieren in 40 die Brennweite der ophthalmoskopisch korrigierenden Linse im Zollmaß (was einfacher ist als in Centimetern) und verfährt dann wie der emmetropische Untersucher.

Der größere Abstand der Linse bedingt also bei höheren Graden von *H* und *M*, daß man bei *H* das korrigierende Glas schwächer, bei *M* stärker findet, als das korrigierende Brillenglas sein soll.

Die ophthalmoskopische Refraktionsbestimmung stimmt noch aus einem zweiten Grunde manchmal nicht mit der funktionellen Prüfung überein, nämlich weil Hypermetropen, besonders Kinder, bei der funktionellen Prüfung accommodieren, nicht aber beim Spiegeln, so daß man erst hierdurch die totale *H* findet.

Drittens können Niveauunterschiede im Hintergrund (s. u.) zu einem anderen Ergebnis beim Spiegeln führen. So liegt z. B. bei *M* ziemlich oft die Papille, an welcher die Refraktion mit dem Spiegel bestimmt wird, näher beim optischen Mittelpunkt, als die am hinteren Pol gelegene Macula, indem bei *M* oft der hintere Bulbusabschnitt nach hinten ausgedehnt ist; in diesem Falle findet man funktionell die *M* stärker als mit dem Spiegel. Der umgekehrte Fall kann auch stattfinden. Die Maculagegend eignet sich wegen Mangels an scharfen Konturen nicht gut zur ophthalmoskopischen Refraktionsbestimmung.

Endlich ist zu bemerken, daß diese Refraktionsbestimmung nur bis zu gewissem Grade genau ist; selbst geübte Untersucher differieren zuweilen bis zu 1 *D*.

Die Refraktionsbestimmung ist ein vorzügliches Mitttel, Tiefenunterschiede im Hintergrund zu beurteilen und gleichsam zu messen. Wir können die Tiefe einer Papillenexcavation messen, indem wir zuerst die Refraktion am Papillenrand bestimmen und danach die des Grundes der Excavation. Ein Refraktionsunterschied von 1,0 *D* entspricht einem Tiefenunterschied von $^1/_3$ mm.

Wir können auf diese Weise auch messen, wie weit vor dem Hintergrunde ungefähr eine Trübung im Glaskörper liegt, indem wir das stärkste Konvexglas bestimmen, mit welchem wir die Trübung noch möglichst deutlich sehen können.[1]

---

[1] Für jedes dioptrische System gilt der Satz, daß das Produkt aus dem Abstand eines Objekts vom einen Brennpunkt und aus dem Abstand seines Bildes vom anderen Brennpunkt = dem Produkt der beiden Brennweiten des Systems, also $\varphi' \varphi'' = l' l''$. Für unseren Fall bedeutet φ' die vordere, φ'' die hintere Brennweite des Auges, l'' den Abstand eines Objekts im Glaskörper (g) vom hinteren Brennpunkt des Auges (f''), l' den Abstand zwischen g' (dem Bild von g) und dem vorderen Brennpunkt f'; s. Fig. 20. Man hat also $l'' = \frac{\varphi' \varphi''}{l'}$; $\varphi' = 15$ mm, $\varphi'' = 22{,}5$ mm (im reduzierten Auge). Also $l'' = \frac{337{,}5}{l'}$. U sei Emmetrop oder habe sich durch Korrektion dazu gemacht. Die stärkste Linse, welche dann, in f' angebracht, den Punkt g deutlich erscheinen läßt, muß also die Brennweite $f'g'$ haben. Die Brennweite dieser Linse ist

3. Die Untersuchung im umgekehrten Bilde

ist eingeführt von Ruete im Jahre 1852.

Hierzu wird ein Konkavspiegel (von etwa 20—25 cm Brennweite) benutzt, und eine starke Konvexlinse von

---

also = l'. Wird also mit dieser Brennweite (in Millimetern ausgedrückt) in 337,5 dividiert, so erhalten wir l'' (in Millimetern).

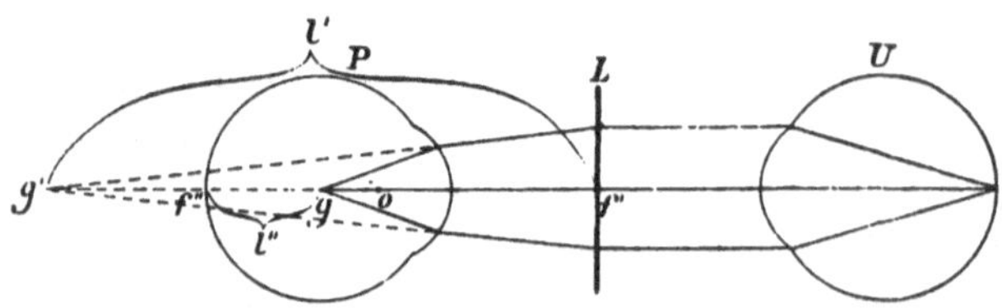

Fig. 20.

Ist P emmetropisch, so bedeutet l'' den Abstand des Objekts vom Hintergrund. Ist P myopisch oder hypermyopisch, so liegt der Hintergrund hinter, bezw. vor dem hinteren Brennpunkt. Der Abstand des Hintergrundes von diesem muß also zu l'' addiert oder davon abgezogen werden, wenn man den Abstand des Glaskörperobjekts vom Hintergrund finden will. 3,0 Dioptrien M oder H bedeuten einen Abstand des Hintergrundes von f'' von 1 mm, 6,0 D einen Abstand von 2 mm u. s. w. (was auf dieselbe Weise berechnet wird, wie der Abstand des Punktes g von f'').

Beispiel: Mit + 10,0, angebracht in einem Brillengestell vor P, also annähernd in P's vorderem Brennpunkt, werde eine begrenzte Glaskörpertrübung deutlich und scharf gesehen, mit stärkeren Gläsern werde sie undeutlich. Die Brennweite von 10,0 ist 100 mm, also $l'' = \frac{337{,}5}{100} = 3^1/_3$ mm. So weit liegt also die Trübung vor dem Hintergrund, wenn P emmetropisch ist. Würde die Trübung mit + 20,0 (Brennweite 50 mm) gerade noch deutlich gesehen, so wäre der Abstand genau doppelt so groß.

Ist das Glas, wie gewöhnlich, hinter dem Spiegel angebracht, somit nicht in P's vorderem Brennpunkt, so wird das Resultat

2″—4″, am bequemsten 3″ Brennweite (13,0 *D* Brechkraft).

Die Linse wird etwa im Abstand ihrer Brennweite vor *P* gehalten. Bei diesem Abstand hat man die größtmögliche Übersicht über den Hintergrund (s. u. über das ophthalmoskopische Gesichtsfeld). *U* wirft mit dem Spiegel aus 25—35 cm Entfernung von der Linse Licht durch die letztere nach *P*. Die Linse entwirft von *P*'s Hintergrund ein reelles, umgekehrtes und vergrößertes Bild; dieses liegt zwischen der Linse und dem Beobachter und wird von letzterem deutlich gesehen, wenn er darauf accommodiert.

Der Beobachter hat nicht die Vorstellung, daß das Bild des roten Hintergrundes zwischen ihm und der Linse liegt, sondern er glaubt dasselbe gewöhnlich jenseits der

---

etwas anders; s. Fig. 21. Hier ist l' = der Brennweite des Glases verringert um den Abstand desselben von *P*'s vorderem Brenn-

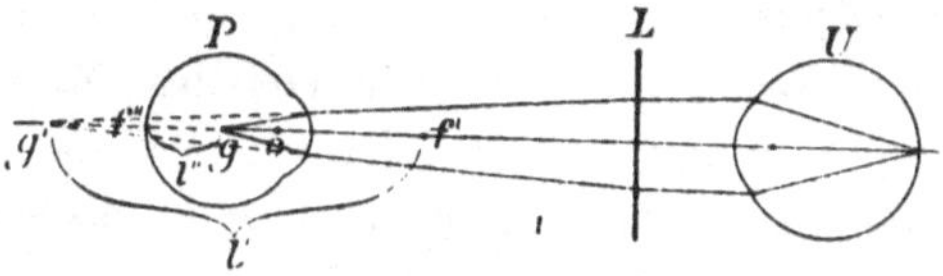

Fig. 21.

punkt. Ist das Glas z. B. 20 mm vor *P*'s vorderem Brennpunkt und ist seine Brennweite wie vorher = 100 mm, so ist $l' = 100 - 20 = 80$ mm. Dann wird $l'' = \frac{337{,}5}{80}$ = etwa $4^1/_5$ mm. Wird g mit + 20,0 noch deutlich gesehen, so ist $l'' = \frac{337{,}5}{50-20} = 11^1/_4$ mm. Die zwei Centimeter, um welche das Glas vor *P*'s vorderem Brennpunkt liegt, bedingen also einen beträchtlichen Unterschied, und umsomehr, je stärker das Glas ist (je weiter vorn also die Trübung liegt).

Linse zu sehen. Es fällt deshalb dem Anfänger, wenn er Emmetrop oder gar Hypermetrop ist, zuweilen schwer, auf den wirklichen Ort des Bildes zu accommodieren.

Ferner stören den Anfänger oft drei Reflexe. Zwei derselben kommen von der Konvexlinse, und zwar ist der eine, von der Vorderfläche der Linse herrührende, ein virtuelles verkleinertes Lichtbild, das hinter der Linse liegt, der andere, von der als Hohlspiegel wirkenden Hinterfläche der Linse kommend, ein reelles umgekehrtes Lichtbild vor dem Glase; durch eine kleine Drehung der Linse entfernen sich diese beiden Reflexe in entgegengesetzter Richtung von der Sehlinie und stören dann nicht mehr. Diese Drehung darf nur soweit ausgeführt werden, als sie notwendig ist, bei zu starker Drehung erscheint sonst das Hintergrundsbild verzerrt.

Der dritte Reflex rührt von der Hornhaut her und ist ein virtuelles Bild der Flamme; dasselbe wird durch das Konvexglas vergrößert gesehen, und zwar um so stärker vergrößert, je näher sein Ort dem Brennpunkte des Glases zu liegen kommt. Fällt dieser Ort mit dem Brennpunkt der Linse zusammen, so füllt der Reflex die ganze Linse aus. Dies ist gewöhnlich ungefähr dann der Fall, wenn die Pupille mit dem Brennpunkte der Linse zusammenfällt, die Linse wird daher am besten gerade nur so weit von *P* entfernt gehalten, daß die Pupille nicht ganz so groß erscheint wie die Linse (d. h. daß die Pupille noch innerhalb der Brennweite der letzteren liegt), durch eine kleine seitliche Verschiebung der Linse wird dann der (durch die Linse als Lupe gesehene) Hornhautreflex in entgegengesetzter Richtung verschoben, wie das reelle Bild des Hintergrundes, so daß man letzteres hiermit leicht von dem Reflex befreien kann.

Betrachten wir zunächst das reelle Bild eines **Punktes** von *P*'s Hintergrund (Fig. 22).

Ist *P* emmetropisch, so wird der von *a* durch die Pupille herauskommende Strahlenkegel das Auge als ein Bündel von Strahlen verlassen, die parallel sind zum Richtungsstrahl von *a*. In Fig. 22 fällt dieser mit der Linsenachse zusammen. Folglich werden die Strahlen auf der anderen Seite der Linse in deren Brennpunkt von der Linse vereinigt. Ist *P* hypermetropisch, so werden die von *a* ausgehenden Strahlen erst in etwas größerem Abstande vereinigt, ist *P* myopisch, etwas näher bei der Linse. In Fig. 22 sind die Vereinigungspunkte entsprechend mit *E*, *H* und *M* bezeichnet.

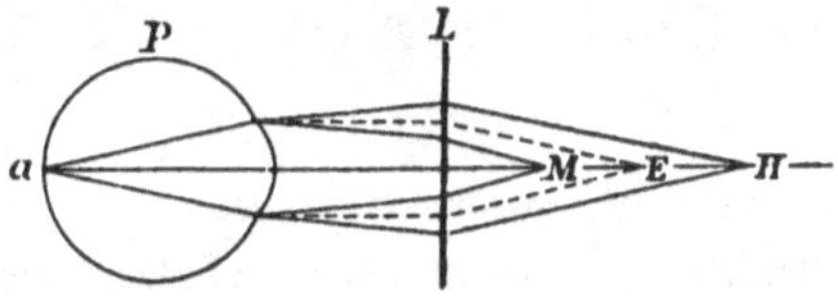

Fig. 22.

Die Refraktion von *P* findet also ihren Ausdruck im Abstand des Bildes von der Linse: Bei *M* liegt dieses näher bei der Linse, bei *H* ferner von ihr, als bei *E*. Durch Messung dieses Abstandes kann man die Refraktion berechnen. (Schmidt-Rimpler hat eine auf diesem Prinzip beruhende praktische Methode der Refraktionsbestimmung angegeben.)

Betrachten wir zunächst das Bild eines **kleinen** Stückes, *ab*, vom Hintergrunde (Fig. 23). *P* ist Emmetrop. Von *b* geht ein Richtungsstrahl durch *o*; alle von *b* durch die Pupille gehenden Strahlen sind, wenn sie *P* verlassen, parallel zu diesem Richtungsstrahl. Derjenige dieser Strahlen, welcher durch den optischen Mittelpunkt O der

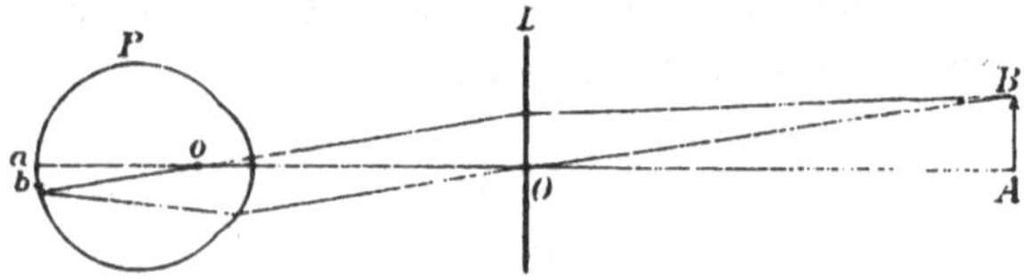

Fig. 23.

Linse geht, durchsetzt diese ungebrochen, und auf diesem Strahle wird — in einem Abstand von der Linse = deren Brennweite — das Bild von b liegen. AB ist dann das umgekehrte Bild von ab.

Die Vergrößerung ist einfach = dem Verhältnis der (linearen) Größe des reellen Bildes zur Größe des Hintergrundobjektes, also $= \frac{AB}{ab}$. Nun ist $\frac{AB}{ab} = \frac{AO}{ao}$, AO ist die Brennweite der Linse, ao = dem Netzhautknotenpunktsabstand. Also wenn P emmetropisch ist, so ist die Vergrößerung unabhängig vom Abstand der Linse von P.

Ist z. B. die Brennweite der Linse = 8 cm (etwa 3″), der Netzhautknotenpunktsabstand = 1,5 cm, so ist die Vergrößerung $= \frac{8}{1{,}5} = 5^1/_3$.

Je stärker die Linse, d. h. je kürzer ihre Brennweite ist, desto geringer ist also die Vergrößerung, und umgekehrt. Man kann sehr leicht beobachten, daß das Bild der Papille bedeutend kleiner ist bei einer Linse von 2″ Brennweite, als bei einer solchen von 3″.

Die Vergrößerung bei *M* und *H* im Vergleiche mit der bei *E* hängt ab vom Abstand der Linse von *P*. Ist die Linse nahe bei *P*, so ist das Bild bei *H* größer, bei *M* kleiner, als bei *E*.

Für Achsenmyopie (*AM*) und Achsenhypermetropie (*AH*) wird das Verhalten durch folgende Figuren veranschaulicht:

Ist *P* emmetropisch, so liegt der Hintergrund bei *e*, ist er myopisch, bei *m*, hypermetropisch: bei *h* (Fig. 24).

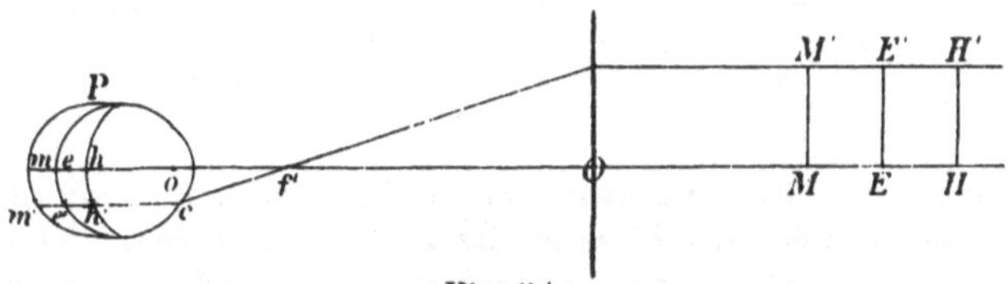

Fig. 24.

Ist der Abstand der Linse von *P*'s vorderem Brennpunkte (*f'*) gleich deren Brennweite (wie in Fig. 24), so ist das Bild eines gleich großen Stückes des Hintergrundes (wie *mm'*, *ee'*, *hh'*) gleich groß in allen drei Fällen. Der Strahl *m'c*, parallel der optischen Achse des Auges, wird vor dem Auge durch *f'* gehen, den vorderen Brennpunkt; da dieser zugleich der Brennpunkt der Linse ist (nach unserer Voraussetzung), so wird der Strahl nach der Brechung in dieser wieder parallel zum Achsenstrahl. Die Bilder von *m'*, *e'* und *h'* liegen irgendwo auf diesem Strahle (*M'*, *E'*, *H'*), während *M*, *E*, *H*, die Bilder von *m*, *e* und *h*, auf dem Achsenstrahle liegen, in demselben entsprechenden Abstand, wie *M'*, *E'* und *H'*. Es folgt hieraus, daß das Bild eines gleich großen Stückes des Hintergrundes gleich groß sein muß bei allen drei Refraktionszuständen. Natürlich aber liegen dieselben in verschiedenen Abständen von der Linse. Also: Wenn der Abstand der Linse vom vorderen Brennpunkte von *P* gleich ihrer Brennweite ist, so ist die Vergrößerung dieselbe bei *E*, *AM* und *AH*.

Liegt die Linse näher bei *P*, und dies wird im allgemeinen

der Fall sein, so wird das Bild größer bei *H*, kleiner bei *M*. Bei *E* bleibt die Bildgröße dieselbe für jeden Linsenabstand (s. Fig. 25).

Bei einem beliebigen Abstand der Linse wird nämlich das Bild von *b* konstruiert, indem man parallel zu *bo* eine Gerade

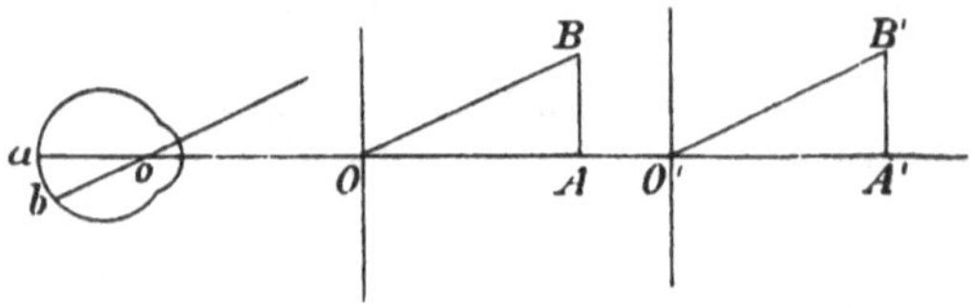

Fig. 25.

durch den optischen Mittelpunkt der Linse zieht. *A* (resp. *A'*) im Brennpunkte der Linse ist das Bild von *a*, *B* (resp. *B'*), in demselben Abstand von der Linse, ist das Bild von *b*. Dreieck $AOB \cong A'O'B'$, somit $AB = A'B'$.

Fig. 26 zeigt, daß das Bild **größer ist bei *H*, kleiner bei *M*, wenn die Linse näher bei *P* liegt, als in Fig. 24.** Der Strahl *c'f'* muß hier nach dem Durchtritt durch die Linse gegen den Achsenstrahl divergieren. Zwischen diesen zwei

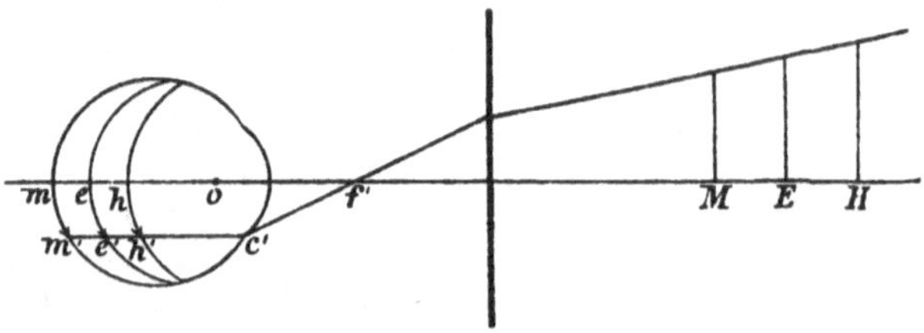

Fig. 26.

Strahlen müssen die Bilder der gleich großen Stücke *mm'*, *ee'*, *hh'* liegen, senkrecht zum Achsenstrahl. Da nun das Bild bei *H* entfernter liegt, bei *M* näher bei der Linse als bei *E*, und da das Bild bei *E* stets dieselbe Größe hat, so muß notwendig das Bild bei *H* größer, bei *M* kleiner werden.

Liegt die Linse dagegen weiter von *P* ab, als in Fig. 24, so wird der Strahl *c'f'* nach dem Durchschnitt durch die Linse konvergent gegen den Achsenstrahl sein. Da das Bild bei *M* stets am nächsten bei der Linse liegt, bei *H* am weitesten davon, und da die Bildgröße bei *E* unverändert bleibt, so muß offenbar das Bild jetzt am größten bei *M*, am kleinsten bei *H* sein. Also:

1. Ist der Abstand der Linse von *P*'s vorderem Brennpunkte gleich ihrer Brennweite, so ist das Bild gleich groß bei *AM*, *E* und *AH*.
2. Liegt die Linse näher bei *P* (wie gewöhnlich), so ist das Bild am größten bei *H*, am kleinsten bei *M*.
3. Liegt die Linse weiter ab, so ist das Bild am größten bei *M*, am kleinsten bei *H*.[1]

[1] Wir haben gesehen, wie man bei *E* die Lage und Größe des umgekehrten Bildes konstruiert. Fig. 27 und 28 zeigen, wie man dies auch bei jeder gegebenen *H* und *M* thun kann. *P*'s Medien entwerfen ein reelles oder (bei *H*) ein virtuelles Bild von

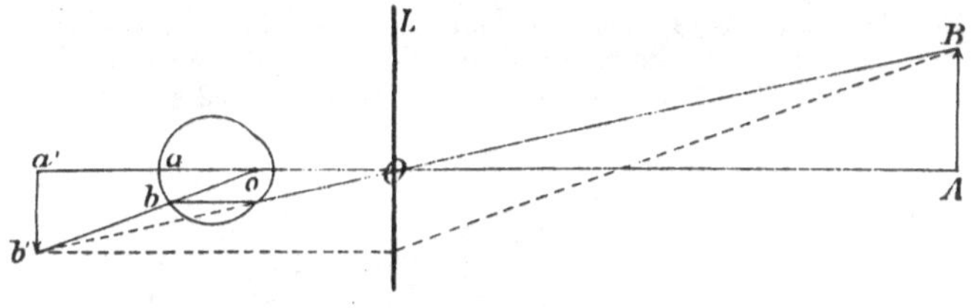

Fig. 27.

ab, welches im Fernpunktsabstand liegt. Dieses Bild, *a'b'*, ist das Objekt für die Linse *L*, welche hiervon das umgekehrte Bild *AB* bildet. Man konstruiert dieses, indem man von *b'* eine Gerade durch den optischen Mittelpunkt der Linse zieht (einer der von *b* kommenden Strahlen hat nach dem Verlassen des Auges diese Richtung), und eine zweite Gerade parallel zur Linsenachse (daß in Fig. 27 unter den von *b* ausgehenden Strahlen in Wirklichkeit keiner vorhanden ist, welcher nach der Brechung in *P* diese Richtung annehmen kann, ist natürlich für die Konstruktion gleich-

In dem Abschnitt über Astigmatismus wird die Vergrößerung bei M und H besprochen werden, wenn diese Refraktionsanomalien auf stärkerer oder geringerer Brechung beruhen (BM und BH). Das Verhalten bleibt in allem Wesentlichen dasselbe, wie es für AM und AH dargestellt wurde, mit der kleinen Modifikation, daß das Bild gleich groß ist bei BM, E und BH, wenn der Abstand der Linse von P's optischem Mittelpunkte (nicht dem vorderem Brennpunkte) gleich deren Brennweite ist.

Die Untersuchung im umgekehrten Bilde giebt eine geringere Vergrößerung, als das aufrechte Bild; aber sie giebt einen besseren Überblick, denn das ophthalmoskopische Gesichtsfeld, d. h. der in einem gegebenen Augen-

gültig); die letztere Gerade muß nach der Brechung in der Linse gegen den Brennpunkt derselben gerichtet sein. In B, wo sich diese beiden Geraden schneiden, haben wir das Bild von b' und also auch von b. Eine von B senkrecht zur Linsenachse gezogene Gerade giebt uns A, das Bild von a.

Fig. 28 zeigt die Konstruktion für den Fall, daß P myopisch ist und also das Bild von ab, welches die Augenmedien entwerfen,

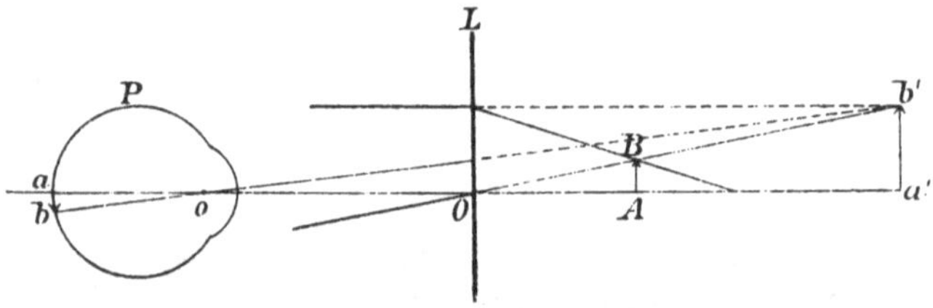

Fig. 28.

vor P in $a'b'$ liegt ($a'b'$ liegt dann in „negativer Objektsdistanz" von der Linse).

Mit Hilfe dieser Figuren kann man leicht die Größe des umgekehrten Bildes $\left(\frac{AB}{ab}\right)$ für jeden gegebenen Fall berechnen.

blick übersehbare Teil des Hintergrundes, ist größer. Auch lassen sich Farbenveränderungen (der Papille) zuweilen leichter beurteilen, als im aufrechten Bild. Bei sehr kleiner Pupille ist der Hintergrund viel leichter im umgekehrten, als im aufrechten Bilde zu sehen.

Tiefenunterschiede im Hintergrund können im umgekehrten Bilde sehr gut durch die parallaktische Verschiebung deutlich gemacht werden, welche eintritt, wenn man die Linse etwas hin und her bewegt (in irgend einer Richtung der Frontalebene).

Die Linse L mit dem optischen Mittelpunkt in O^1 entwirft ein umgekehrtes Bild a' b' c' d' von der Ver-

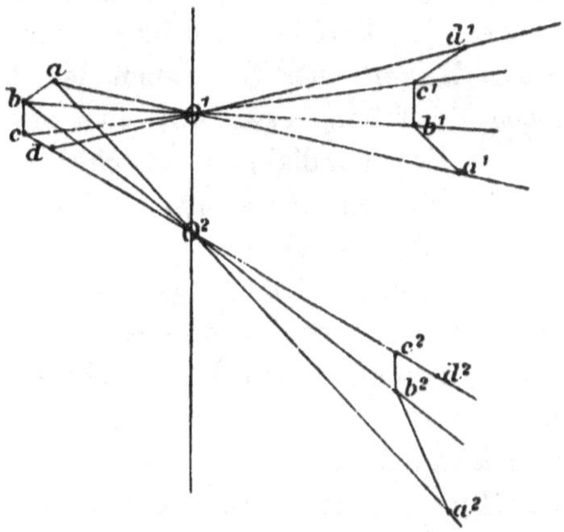

Fig. 29.

tiefung a b c d. Wird L so verschoben, daß ihr optischer Mittelpunkt in O^2 liegt, so kommen c und d und deren Bilder c^2 und d^2 auf denselben Richtungsstrahl zu liegen.

Ein Beobachter (der sich rechts von der Figur befindet), wird bei Verschiebung der Linse nach O^2 das Bild von *d* sich in derselben Richtung wie die Linse verschieben sehen, bis es vor das Bild von *c* gelangt. Das Bild von *a* verschiebt sich in derselben Weise und entfernt sich damit vom Bild von *b*. (Das Umgekehrte tritt ein, wenn der Beobachter die Linse ruhig hält und sich selbst in der Richtung bewegt, in welcher er vorher die Linse verschob; er sieht dann den Abstand zwischen c' und d' sich vergrößern, den zwischen a' und b' abnehmen; das reelle Bild a' b' c' d' verhält sich für die Betrachtung gerade wie ein wirklicher Gegenstand von derselben Form, nur daß es bloß soweit gesehen wird, als es im Rahmen der Linse oder der Pupille erscheint.) Man kann auf diese Weise z. B. von einer Excavation der Papille eine sehr deutliche Vorstellung gewinnen; man sieht die Gefäße am Rand sich parallaktisch verschieben gegen die Gefäße im Grund der Excavation. (Die Excavation wurde ursprünglich, ehe Sektionsberichte vorlagen, irrtümlicherweise für eine Erhöhung gehalten.)

Zuweilen kann man das umgekehrte Bild des Hintergrundes ohne Anwendung einer Linse wahrnehmen, nämlich bei hochgradiger *M*. Jedes myopische Auge entwirft vor sich im Fernpunktsabstand ein umgekehrtes Bild seines Hintergrundes. Ein Beobachter kann aber dessen Einzelheiten nur erkennen, wenn die *M* sehr groß ist, das Bild also ziemlich nahe bei *P* zustandekommt; sonst ist das Gesichtsfeld zu klein, um die Wahrnehmung der einzelnen Teile des Hindergrundes zu gestatten.

Hat *P* eine $M = 13{,}0$, so liegt das Bild des Hintergrundes 3″ vor dem Auge. Der Untersucher kann dann aus etwa 10″ Abstand von P sehr leicht dieses Bild sehen, sobald er den Hintergrund beleuchtet. Aber das Gesichtsfeld ist doch so klein, daß man nur schwer sich im Hintergrund orientieren kann und keinen ordentlichen Ueberblick bekommt.

Man kann leicht den Grad einer exzessiven M ziemlich genau bestimmen. Hat der Beobachter eine M von 4,0 D, oder verschafft er sich, wenn er Emmetrop ist, eine solche durch Vorsetzen von +4,0 vor sein eigenes Auge (hinter dem Spiegel), so kann er sich nicht weiter als 25 cm von dem betrachteten umgekehrten Bilde entfernen, ohne daß dieses undeutlich wird, denn es käme sonst außerhalb seines eigenen Fernpunktes zu liegen. Entfernt er sich also nur soweit, daß das Bild eben undeutlich zu werden beginnt, sobald er sich noch weiter entfernen will, so muß das Bild gerade in seinem Fern-

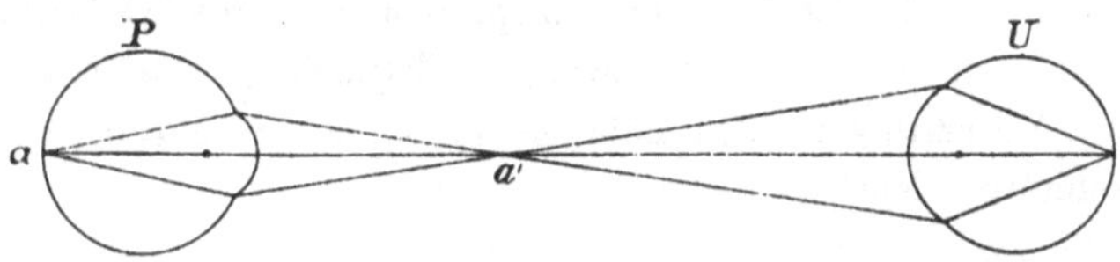

Fig. 30.

punktsabstand liegen. Der Abstand zwischen U und P wird dann gemessen; wird hiervon die eigene Fernpunktsdistanz abgezogen, so hat man den Fernpunktsabstand von P (Fig. 30).

Beginnt man die ophthalmoskopische Untersuchung mit Beleuchtung aus 8—10 Zoll Abstand, und sieht man hierbei ohne weiteres Einzelheiten des Hintergrundes deutlich, so ergiebt sich die Frage: Liegt nun das umgekehrte oder das aufrechte Bild des Hintergrundes vor? Mit anderen Worten: Ist P hochgradig myopisch oder hochgradig hypermetropisch? Im letzteren Fall kann man nämlich bei genanntem Abstand ebenfalls Einzelheiten im Hintergrunde erkennen (aber nicht bei E oder bei geringgradigen Refraktionsanomalien, weil das Gesichtsfeld hier zu klein ist — vgl. unten S. 79 und 80).

Dies wird augenblicklich sehr leicht dadurch entschieden, daß man seinen Kopf ein klein wenig hin und her bewegt: Hat man das umgekehrte Bild vor sich, so sieht man eine Gefäßstrecke oder eine andere Einzelheit des Hintergrundes sich entgegengesetzt zur Kopfbewegung verschieben, denn das umgekehrte Bild des Hintergrundes liegt näher bei U, als die Pupille von P, — beim aufrechten Bild wird man dagegen die Einzelheiten des Hintergrundes in derselben Richtung sich verschieben sehen, nach der man den Kopf bewegt, ganz wie wenn man von einem Eisenbahnzug aus ferne Gegenstände sich im Verhältnis zu den näheren in der Fahrtrichtung verschieben sieht.

4. Über den Astigmatismus bei der ophthalmoskopischen Untersuchung.

a) Regelmässiger Astigmatismus.

Ein astigmatisches Auge kann keinen Punkt der Außenwelt vollkommen deutlich sehen. Ein Punkt wird auf dem Hintergrund entweder als eine kleine Linie abgebildet oder als ein Zerstreuungskreis — je nach der optischen Einstellung —, aber nie als Punkt.

Ebenso wird ein Punkt vom Hintergrund eines astigmatischen Auges bei der ophthalmoskopischen Untersuchung (ohne Cylinderglas) nie vollkommen deutlich gesehen. Er wird auf der Netzhaut von *U* entweder als kleine Linie abgebildet, oder als ein Zerstreuungskreis.

Die zwei Meridiane, in welchen die stärkste und schwächste Brechung stattfindet, bilden einen rechten Winkel miteinander, in der Regel so, daß der schwächstbrechende Meridian horizontal, der stärkstbrechende vertikal ist.

Nehmen wir an, es bestehe *E* im horizontalen, *M* im vertikalen Meridian; der Untersucher sei Emmetrop. Ein Punkt von *P*'s Hintergrund wird dann auf *U*'s Netzhaut als eine kleine vertikale Linie abgebildet. Die Strahlen im horizontalen Meridian werden *P* unter sich parallel verlassen und folglich zu einem Punkt auf *U*'s Netzhaut vereinigt; die Strahlen in der vertikalen Meridian-Ebene werden *P* convergent verlassen (gegen den Fernpunkt des vertikalen Meridians gerichtet) und daher sich kreuzen, ehe sie *U*'s Netzhaut erreichen.

Wird nun ein Punkt von *P*'s Hintergrund auf der Netzhaut von *U* als kleiner vertikaler Strich abgebildet, so wird *U* alle verticalen Konturen scharf und deutlich sehen, alle anderen verwischt, und zwar umsomehr, jemehr dieselben von der vertikalen Richtung abweichen. Fig. 31 zeigt, wie die Punkte eines schiefen und eines horizontalen Konturs von *P*'s Hintergrund sich in dem von *U* abbilden. Ist der Kontur dagegen vertikal, so werden alle die kleinen „Zerstreuungslinien" zusammen eine gerade Linie bilden, indem sich die Linien von Nachbarpunkten gegenseitig größtenteils überdecken, das Bild des Konturs bleibt daher scharf. Es werden sich daher die vertikalen Randteile von P's Papille scharf und deutlich zeigen, während der Rand im übrigen verwischt aussieht, besonders oben und unten.

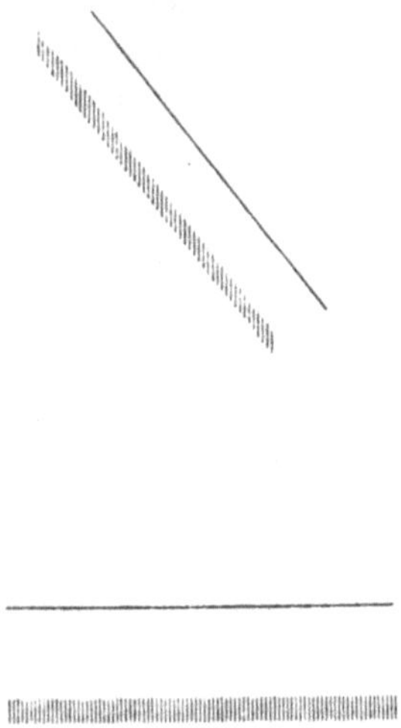

Fig. 31.

Ist dagegen U für den vertikalen Meridian von P eingestellt, d. h. vereinigt U die im vertikalen Meridian herauskommenden Strahlen zu einem Punkt auf seiner Netzhaut, so wird ein Punkt von P's Hintergrund als kleiner horizontaler Strich auf der Netzhaut von U abgebildet, U kann dann also nur horizontale Konturen in P's Hintergrund ganz scharf sehen.

Umgekehrt: Sieht der Beobachter einen Kontur in P's Hintergrund scharf, so weiß er, daß er für den hierzu senkrechten Meridian eingestellt ist. Die Refraktion in diesem Meridian kann dann bestimmt werden durch Aussuchen der stärksten Sammellinse (schwächste Konkavlinse, vgl. S. 38 u. ff.), mit welcher der Kontur noch scharf gesehen wird.

Auf diese Weise kann die Refraktion in den zwei Hauptmeridianen successive bestimmt werden. Abgesehen vom Papillenrand haben wir die vielen von der Papille ausstrahlenden Gefäße als Objekte für diese Untersuchung.

Bei jedem Astigmatismus ist es in der Regel leicht, Gefäßstrecken zu finden, welche in den Hauptmeridianen verlaufen und somit zur Refraktionsbestimmung benützt werden können. Feine Gefäße eignen sich am besten hierfür. Man kann so den Grad des Astigmatismus ziemlich genau bestimmen. Doch ist die Refraktionsbestimmung in einem nicht astigmatischen Auge im allgemeinen sicherer.

Darin, daß man nur Konturen von bestimmter Richtung auf einmal vollkommen scharf sehen kann[1], liegt der eine Umstand, durch welchen sich *As* bei der ophthalmoskopischen Untersuchung kund giebt.

Ein zweiter Umstand, durch welchen er sich zeigt, liegt in der verschiedenen Vergrößerung, welche die Meridiane stärkster und schwächster Brechung geben.

Der stärkstbrechende Meridian wirkt beim aufrechten Bild als stärkere Lupe im Vergleich zum schwächstbrechenden. Infolge hiervon zeigt sich die kreisrunde Papille länglich in der Richtung des stärkstbrechenden Meridians, in der Regel also vertikal oval.

Fig. 32 zeigt den Gesichtswinkel bei einem kleinen Stück (*a b*) von *P*'s Hintergrund für die 3 Fälle, daß *P* emmetropisch, myopisch oder hypermetropisch ist. Die Achsenlänge ist in allen 3 Fällen dieselbe, der Refraktionsunterschied beruht auf Brechungsunterschied. Die Lage des optischen Mittelpunktes (*o*) kann ohne merklichen Fehler als unveränderlich angenommen werden.

Das von *P*'s brechenden Medien entworfene Bild von *a* muß auf dem Strahl *a o* liegen, das Bild von *b* auf dem Strahl

[1] Die Konturen von *P*'s Hintergrund, die in keinem Hauptmeridian liegen, werden (ohne Cylinderglas) nie scharf in *U*'s Hintergrund abgebildet.

b o. Bei *E* liegen die Bilder dieser Punkte in ∞, bei *H* beispielsweise in *a'* und *b'*, bei *M* in *a''* und *b''*.

Den Gesichtswinkel, unter welchem *U* die Strecke *a b* in diesen 3 Fällen sieht, konstruiert man, indem man von den entsprechenden Bildern der Punkte *a* und *b* gerade Linien durch

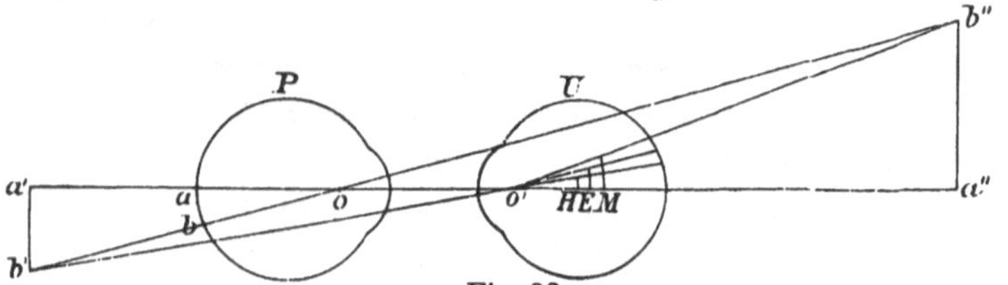

Fig. 32.

o', den optischen Mittelpunkt von *U*, zieht. *a o o'* ist in allen 3 Fällen der für *P* und *U* zusammenfallende Achsenstrahl. Ist *P* emmetropisch, so wird zunächst eine Gerade durch *o'* || *b o* gezogen (alle Strahlen, welche von *b* durch die Pupille gehen, verlassen *P* als ein Bündel von Strahlen, welche parallel zu *b o* sind). Ist *P* myopisch, so wird *b'' o'* gezogen, bei *H* die Gerade *b'o'*.

Man sieht dann ohne weiteres, dass der Gesichtswinkel, und somit die Vergrößerung, am größten ist bei *M*, geringer bei *E*, am geringsten bei *H*.

Ferner: je grösser *M*, desto stärker ist die Vergrößerung; je größer *H*, desto geringer ist sie.

Endlich: Bei *E* bleibt der Gesichtswinkel derselbe, ob *U* nahe bei *P* ist, oder weit entfernt davon. Bei *M* dagegen wächst der Gesichtswinkel (für *a'' b''* und somit für *a b*), wenn *U* sich von *P* entfernt — wie ein Blick auf die Figur zeigt — und nimmt ab bei Annäherung an *P*. Umgekehrt bei *H* (Gesichtswinkel für *a' b'* und somit für *a b*). Auch wenn *U* so nahe wie möglich an *P* herangeht, bleibt der Gesichtswinkel doch am größten bei *M*, am kleinsten bei *H*.

Also: Der stärkstbrechende Meridian wird immer die stärkste Vergrößerung geben.

Wird ein sphärisches Glas zwischen *P* und *U* angebracht, so wird dadurch an dem Unterschied der zwei Hauptmeridiane nichts geändert, der stärkstbrechende bleibt immer der stärkstbrechende.

Wie verhält es sich mit der Vergrößerung im umgekehrten Bilde beim regulären Astigmatismus (*As*)?

Fig. 33 zeigt die Größe und Lage des umgekehrten Bildes bei *H*, *E* und *M*, wenn der Refraktionsunterschied

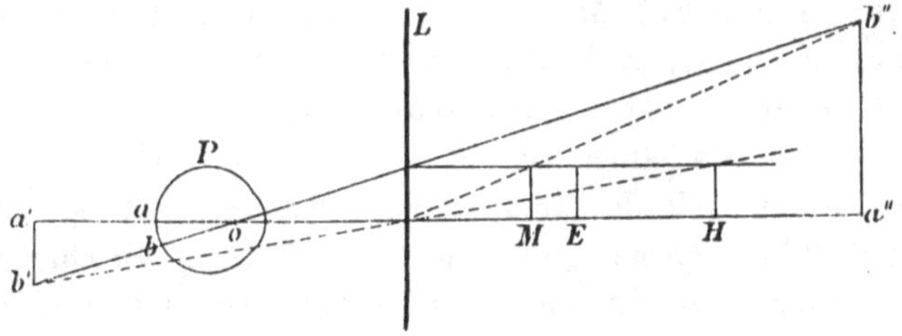

Fig. 33.

nicht auf verschiedener Achsenlänge, sondern auf verschiedener Brechung beruht. Die Richtungsstrahlen für *a* und *b* sind für alle drei Fälle dieselben (die Lage des optischen Mittelpunktes kann ohne merklichen Fehler für alle drei Fälle als gleich angenommen werden). In Fig. 33 ist vorausgesetzt, daß der Abstand der Linse von *P*'s optischem Mittelpunkt gleich ihrer Brennweite ist (dass also der eine Brennpunkt der Linse mit *o* zusammenfällt).[1]

[1] Vergl. im übrigen S. 51 u. f. mit den Fig. 24, 25, 26. Dort war parallel zum Achsenstrahl ein Strahl gezogen, welcher durch den vorderen Brennpunkt von *P* ging, hier ist es der Richtungsstrahl von *b*, welcher bei *H*. *E* und *M* derselbe bleibt.

In diesem Falle ist das umgekehrte Bild von *ab* gleich gross bei *H*, *E* und *M*. Der Strahl *bo* wird durch die Brechung in der Linse parallel zur Hauptachse; also wird das Bild von *b* immer denselben Abstand vom Bild von *a* haben, ob nun das Bild nahe bei der Linse liegt, wie bei *M*, oder weit davon, wie bei *H*. Bei *E* liegt das Bild im Brennpunktsabstand der Linse, bei *M* innerhalb, bei *H* außerhalb des Brennpunktes. Bei *E* bleibt die Bildgröße dieselbe, wenn *L* gegen *P* angenähert oder davon entfernt wird. Dagegen wird das Bild wachsen bei *H*, abnehmen bei *M*, wenn die Linse gegen *P* genähert wird, und abnehmen bei *H*, wachsen bei *M*, wenn sie weiter abgerückt wird.

Das Verhalten ist dasselbe wie bei Achsen-Ametropie, nur mit der Modifikation, daß der Fall, wo alle drei Bilder gleich groß sind, hier (bei der Brechungs-Ametropie) eintritt, wenn der Abstand der Linse von *P*'s optischem Mitttelpunkt gleich deren Brennweite ist, während er bei Achsen-Ametropie dann eintritt, wenn der Abstand der Linse von *P*'s vorderem Brennpunkt gleich deren Brennweite ist.

Dieses Verhalten des umgekehrten Bildes bei Brechungs-Ametropie sehen wir nun sich geltend machen, wenn *P* in wesentlichem Grade astigmatisch ist.[1] Ist

[1] Die Anwendung dieser einfachen Darstellung auf Astigmatismus ist nicht exakt; die Ungenauigkeit ist aber ohne praktische Bedeutung. Brechungsametropie kann zweierlei sein: Indexametropie und Krümmungsametropie. Die Darstellung ist genau für Indexametropie. Astigmatismus (wenigstens der gewöhnliche) ist aber eine Krümmungsametropie. Bei dieser sind die Bilder gleich groß, wenn der Abstand der Linse von *P*'s erstem Hauptpunkt gleich deren Brennweite ist.

die Linse ungefähr um ihre Brennweite von *P*'s optischem Mittelpunkte entfernt, so sehen wir die Papille kreisrund; ist die Linse näher bei *P*, so sehen wir sie oval mit der längeren Achse im schwächstbrechenden Meridian; ist die Linse weiter von *P* weg, so sehen wir die Papille oval mit der längeren Achse im stärkstbrechenden Meridian.

Ist der vertikale Meridian der stärkstbrechende, und die Linse dicht vor *P*, so wird also die Papille querooval gesehen; entfernt man danach die Linse mehr und mehr von *P*, so sieht man die Papille allmählich kreisrund werden und schließlich vertikaloval.

Bei dieser Untersuchung ist die Linse möglichst gerade zu halten (senkrecht zur Blickrichtung von *U*). Schiefstellung der Linse macht an und für sich schon das Bild oval, dieselbe bricht am stärksten in der Ebene, in welcher die Drehung geschieht (bekommt also astigmatische Wirkung). Ist man aber sicher, dass die Linse richtig gehalten wird, so ist diese Formveränderung der Papille beim Abrücken der Linse stets pathognostisch für *As*.

Gewöhnlich wird die Linse etwas näher bei *P* gehalten, als ihrer Brennweite entspricht. Bei der gewöhnlichen Form von *As* mit schwächstbrechendem horizontalem Meridian wird dann die Papille queroval erscheinen, im aufrechten Bilde dagegen längsoval. Dieser Gegensatz zwischen der Papillenform im aufrechten und der im umgekehrten Bilde ist überhaupt immer bei *As* vorhanden, wenn die Linse bei der Untersuchung im umgekehrten Bilde nahe bei *P* gehalten wird; er ist absolut pathognostisch für *As* (wenn die Linse gerade gehalten wird!). Aber man darf nicht vergessen, daß, wenn die Linse hinreichend von *P* abgerückt wird, die Papille im umgekehrten Bilde in derselben Richtung oval erscheint, wie beim aufrechten.

Es kommt vor, dass die wirkliche anatomische Form der Papille nicht kreisrund ist, sondern oval. Zuweilen auch erscheint sie wegen Schiefstellung (besonders bei Dehnung des hinteren Bulbusabschnittes) perspektivisch in querer Richtung verkürzt. Die Papille erscheint daher recht häufig längsoval. In solchen Fällen wird dieselbe, wenn kein *As* vorliegt, natürlich im aufrechten sowie im umgekehrten Bilde längsoval erscheinen. Ist dagegen *As* von gewöhnlicher Form vorhanden, so wird sie stark längsoval im aufrechten Bilde, und eventuell nahezu kreisrund im umgekehrten Bilde erscheinen.

b) Unregelmäßiger Astigmatismus, wie er in der Regel durch Hornhautflecken mit unregelmäßiger Oberfläche der Hornhaut verursacht wird, bedingt, daß die Konturen im Hintergrund eigentümliche unregelmäßige Knickungen zeigen. Ferner kann man Gefässe u. dergl. eine Strecke weit deutlich sehen, während andere Strecken undeutlich sind, und das ganze Bild wechselt in dieser Hinsicht, wenn der Beobachter seinen Kopf etwas bewegt. Die Refraktionsbestimmung wird damit sehr ungenau. Man sieht parallaktische Verschiebungen im Hintergrunde, welche nicht auf Tiefenunterschieden beruhen, sondern nur auf der Unregelmäßigkeit der Brechung (ähnlich, wie man durch eine recht unebene Fensterscheibe sieht).

Bei Verschiebung (Subluxation) der Linse kommt es vor, daß man den Hintergrund sowohl durch einen Randteil der Linse, wie auch durch einen linsenfreien Pupillenabschnitt sehen kann. Dadurch kann eine Verdoppelung der ophthalmoskopischen Objekte bewirkt werden, so daß man z. B. die Papille doppelt sieht. Der Randteil der Linse wirkt zugleich wie ein Prisma.

Eine ziemlich typische Formveränderung der Objekte des Hintergrundes kann man bei Keratokonus beobachten, sowie bei einem gewissen Zustande der Linse, bei welchem der Linsenkern besonders stark bricht (was bei beginnendem grauen Star vorkommt). Man sieht dann Bilder, wie sie ähnlich durch eine regelmäßig abgerundete Verdickung in einer Glasscheibe entstehen können: Die Konturen werden regelmäßig gekrümmt, die durch die Randteile der Verdickung gesehenen Konturen scheinen sich um die Verdickung herumzubiegen.

5. Skiaskopie.

(Retinoskopie, Keratoskopie, Pupilloskopie.)

Diese Untersuchungsmethode hat nur die Refraktionsbestimmung zum Zweck. Man sieht dabei keine Einzelheiten im Hintergrunde. Die Methode hat den Vorteil, daß auch ungeübte Ophthalmoskopiker leicht lernen können, die Refraktion damit zu bestimmen. In gewissen Fällen, z. B. bei sehr unruhigen Kindern, bei Nystagmus, bei hochgradiger *M*, ist sie überhaupt der gewöhnlichen Methode vorzuziehen (welche aber nicht darüber vernachlässigt werden darf).

Der Untersucher sitzt etwa 1 m vom Patienten und beleuchtet dessen Auge in gewöhnlicher Weise.

Nehmen wir an, wir benützen einen Planspiegel.

Dreht man den Spiegel um eine senkrechte Achse, also um den Griff als Achse, so sieht man den Lichtschein auf dem Gesicht des Pat. sich von „West nach Ost“ bewegen (verglichen mit den Richtungen auf einer Landkarte; die Ausdrücke „rechts“ und „links“ sind hier mißverständlich), wenn der Spiegel sich von West nach Ost dreht. Ebenso geht bei Drehung des Spiegels um eine horizontale Achse nach oben oder unten der Lichtschein stets mit der Spiegeldrehung. Hat Pat. nun *H* oder *E*, oder $M < 1,0$, so sieht man das Licht in der Pupille gleichfalls in derselben Richtung wandern, in welcher sich der Spiegel dreht, so daß die Pupille beispielsweise zuerst am westlichen oder südlichen Rand schwarz wird, zuletzt am östlichen oder nördlichen Rand (hier verläßt das Licht also die Pupille). Hat Pat. dagegen $M > 1,0$, so ist das Verhalten umgekehrt: Bei einer Spiegeldrehung von West nach Ost geht das Licht in der Pupille von Ost nach West, bei einer Drehung von Süd nach Nord geht das Licht von Nord nach Süd. Hat *P* eine $M = 1,0$, befindet sich also sein Fernpunkt gerade da, wo *U* ist (1 m von *P* nach unserer Voraussetzung), so wird die Pupille bei der Spiegeldrehung im ganzen dunkler und schließlich schwarz, man sieht keine Bewegung des Lichtes in der Pupille.

Die Bewegungsrichtung des Lichtes in der Pupille wird erkannt an dem ihm folgenden Schatten, daher der Name Skiaskopie.

In der Stellung 1 (Fig. 34) bildet der Planspiegel das Bild *L'* von einem leuchtenden Punkte *L*. Der Strahlenkegel, welcher durch die Pupille nach *P* gelangt, hat also eine Richtung, als ob seine Strahlen alle von L' kämen; derselbe bildet einen Zerstreuungskreis im Hinter-

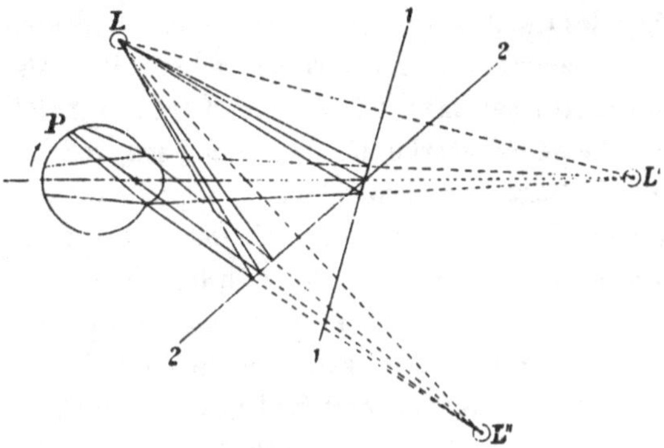

Fig. 34.

grunde von P (wenn P nicht zufällig für L' eingestellt ist).

Wird nun der Spiegel in die Stellung 2 gebracht, so ist L'' das Spiegelbild von L, somit verschiebt sich auch das beleuchtete Feld des Hintergrundes, und zwar, wie aus der Figur ersichtlich, in derselben Richtung, in welcher der Spiegel gedreht wird (umgekehrt wie die Lichtquelle). Der Spiegel ist aus der Stellung 1 in die Stellung 2 im Sinne des Uhrzeigers gedreht und in derselben Richtung ist der Lichtfleck im Hintergrunde gewandert. Es ist hierfür ganz gleichgültig, was für eine Refraktion oder optische Einstellung P hat.

U sieht nun nach P's Hintergrund, während der Lichtfleck sich auf demselben bewegt. Hat P nun H oder E, oder auch M mit einer Fernpunktsdistanz, die grösser ist als der Abstand von *U*, so wird *U* das aufrechte Bild des Hintergrundes, d. h. hier des Beleuchtungsfleckes auf diesem, sehen. *U* wird somit die Bewegung des Lichtfleckes, bezw. des diesem folgenden Schattens, so sehen, wie sie wirklich stattfindet, also auch gleichgerichtet mit der Spiegeldrehung. Hat dagegen *P* eine so starke *M*, daß sein Fernpunkt zwischen *P* und *U* liegt, so sieht *U* ein umgekehrtes, reelles Bild von *P*'s Hintergrund. *U* sieht also auch einen Lichtfleck (oder Schatten), der sich im Hintergrunde von links nach rechts oder von unten nach oben bewegt, von rechts nach links, bezw. von oben nach unten wandern, also entgegengesetzt zur Spiegeldrehung.

Liegt *P*'s Fernpunkt genau da, wo sich *U* (*U*'s Pupille) befindet, so bewegt sich das Licht nicht in bestimmter Richtung aus der Pupille, wenn der Spiegel gedreht wird; die Pupille wird in ihrer ganzen Ausdehnung gleichmäßig dunkel,

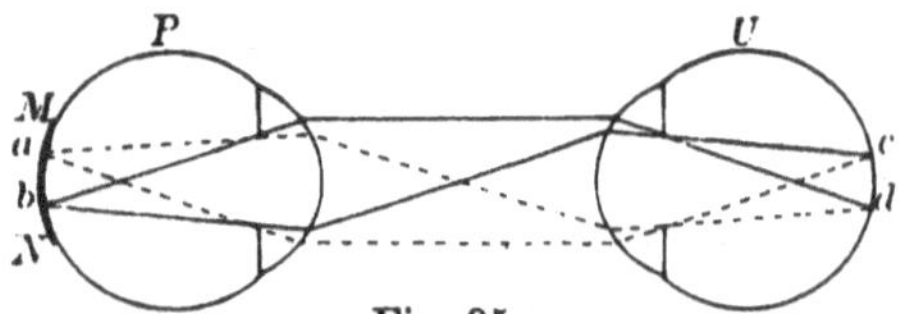

Fig. 35.

zuletzt schwarz. Hier ist also der neutrale Punkt, der Übergangspunkt zwischen den zwei vorigen Fällen. In Fig. 35 ist *P* für *U*'s Pupille eingestellt, und *U* (wie immer bei der Skiaskopie) für *P*'s Pupille. *ab* ist das Bild von *U*'s Pupille auf *P*'s Hintergrund, *cd* das Bild von *P*'s Pupille auf *U*'s Hintergrund. *ab* ist genau der Teil von *P*'s Hintergrund, den *U* auf einmal übersehen kann: Kein Punkt von *P*'s Hintergrund außerhalb *ab* kann einen Lichtstrahl durch *U*'s Pupille senden, und jeder Punkt der Strecke *ab* sendet Licht zur ganzen Strecke *cd*.

M N ist der beleuchtete Teil von *P*'s Hintergrund; derselbe ist größer als *a b*. Verschiebt sich nun das Beleuchtungsfeld *M N* auf dem Hintergrund, so daß *M* mit *a* zusammenfällt, so bemerkt *U* noch keine Veränderung in der Helligkeit der Pupille: das ganze Stück *a b* ist ja noch wie vorher beleuchtet (vorausgesetzt, daß die Fläche *M N* gleichmäßig beleuchtet ist). Verschiebt sich aber *M N* nun noch ein kleines Stück weiter in derselben Richtung, so kann von Punkt *a* kein Licht mehr kommen. Die Figur zeigt, daß infolge davon das ganze Stück *c d* in *U*'s Hintergrund etwas weniger Licht bekommt, dasselbe wird gleichmäßig im Ganzen etwas dunkler. So geht es mit jedem Punkt von *a b*, wenn *M N* sich stetig verschiebt. Kann nur noch Punkt *b* Licht durch *U*'s Pupille senden, so ist noch das ganze Stück *c d* beleuchtet, aber sehr schwach; und sobald *M N* ganz außerhalb *a b* liegt, bekommt *U*'s Hintergrund überhaupt kein Licht mehr von *P*, d. h. *P*'s Pupille wird nun vollkommen schwarz.

P's Refraktion kann nun folgendermaßen bestimmt werden.

a) Geht der Schatten in *P*'s Pupille in derselben Richtung, wie die Spiegeldrehung, so hat *P* entweder *H*, oder *E*, oder $M < 1{,}0$. Wir setzen dann $+ 1{,}0$ vor *P* (in einem Brillengestell oder von der Hand des Pat. gehalten, sehr praktisch sind hierfür die COCCIUS'schen Rahmen); bewegt sich der Schatten dann nicht mehr in bestimmter Richtung, ist also der neutrale Punkt erreicht, so wissen wir, dass *P* mit dem Glas $+ 1{,}0$ einen Fernpunktsabstand von 1 m hat, also *M* 1,0. Ohne das Glas $+ 1{,}0$ muß also *P* emmetropisch sein.

Um sicher zu sein, dass der neutrale Punkt wirklich mit einem bestimmten Glas erreicht ist, prüft man noch mit etwas schwächeren und mit etwas stärkeren Gläsern, so daß man in einem Falle den Schatten deutlich mit der Spiegeldrehung sich bewegen sieht, in anderen Falle gegen dieselbe.

Bei der gewöhnlichen ophthalmoskopischen Refraktionsbestimmung, sowie bei der Sehprüfung, finden wir die Linse, welche die Refraktionsanomalie korrigiert, also das Auge emmetropisch macht. Bei der Skiaskopie finden wir dagegen das Glas, mit welchem das Auge *M* 1,0 hat. Man muß also + 1,0 von der Brechkraft des bei der Skiaskopie „neutralisirenden" Glases abziehen, um die wirkliche Refraktion zu erhalten. Ist z. B. das neutralisierende Glas + 4,0, so hat das Auge *H* 3,0.

b) Wandert der Schatten in *P*'s Pupille entgegengesetzt zur Spiegeldrehung, so wissen wir, dass *P* eine *M* > 1,0 hat. Wir setzen dann vor *P* successive stärkere Konkavgläser, bis wir den neutralisierenden Punkt haben. Ist dieser z. B. mit — 3,0 erreicht (während — 4,0 die Bewegung gleichgerichtet mit der Spiegeldrehung macht), so hat *P* mit diesem Glas noch *M* 1,0. *P* hat also in Wirklichkeit *M* 4,0. Um das wirklich korrigierende Glas zu bekommen, muß man also hier zu dem bei der Skiaskopie neutralisierenden Glas — 1,0 dazu rechnen (was dasselbe bedeutet, wie + 1,0 abziehen, denn — 3,0 — (+ 1,0) = — 4,0).

P soll im allgemeinen dicht am Kopf des Untersuchers vorbei sehen, wie bei der gewöhnlichen ophthalmoskopischen Untersuchung. Läßt man ihn gerade in den Spiegel sehen, so kann man sehr gut die Refraktion an der Macula selbst bestimmen, jedenfalls, wenn man die Pupille erweitert. Die Lampe soll dicht neben dem Patienten stehen, etwas nach hinten.

Der Untersucher muß ziemlich weit vom Pat. entfernt sitzen, etwa 1 m, wie im vorhergehenden vorausgesetzt, oder weiter. Der Grund hierfür liegt darin, daß eine lineare Strecke einem um so größeren dioptrischen Wert entspricht, je näher sie dem Auge liegt: Ist *U* 1 m von *P* entfernt, und liegt das umgekehrte Bild von *P*'s Hintergrund 95 cm vor *P*, also 5 cm vor *U*, so wird *U* noch keinen Unterschied finden zwischen diesem Fall und dem, wo das Bild in *U*'s Pupille selbst fällt. In beiden Fällen wird *U* den Schatten in keiner bestimmten Richtung sich bewegen sehen. Aber dieser Unterschied von 5 cm würde nur einem Refraktionsunterschied von $\frac{100}{95} - 1{,}0 = \frac{1}{19}$ Dioptrie für *P* entsprechen. Ist dagegen *U* z. B. nur 25 cm von *P* entfernt, so wird *U* hier ebensowenig einen Unterschied machen können zwischen dem Fall, daß *P* neutralisiert ist (das umgekehrte Bild von dessen Hintergrund in *U*'s Pupille fällt), und dem Fall, daß das umgekehrte Bild von *P*'s Hintergrund 5 cm vor *U* liegt. Dieser Unterschied bedeutet jetzt für *P* einen Refraktionsunterschied von 1,0 Dioptrie $\left(\frac{100}{20} - \frac{100}{25}\right)$. Ist der Unterschied hier ebenso unsicher zu beurteilen[1], als vorher bei 1 m Abstand, so ist es einleuchtend, daß die Refraktionsbestimmung hier viel ungenauer sein muß.

Über die Beleuchtung des Hintergrundes bei der Skiaskopie, und die verschiedene Intensität, mit welcher

[1] Da *U* in diesem Falle auf einen Punkt in 25 cm Abstand eingestellt ist, während er vorher auf 1 m eingestellt war (nämlich jedesmal auf die Pupille von *P*), so wird *U* ein Objekt in 5 cm Abstand jetzt ein wenig besser sehen, als vorher.

die Pupille bei geringerer oder stärkerer Ametropie leuchtet, s. u. S. 86.

Die Refraktion von *P* hat Einfluß auf die scheinbare Schnelligkeit, mit welcher sich das Licht in der Pupille bewegt. Bei starker Ametropie geht es viel langsamer, als bei schwacher Ametropie oder *E.*

Im Mikroskop gesehen ist bekanntlich die scheinbare Schnelligkeit einer Bewegung um so größer, je stärker die Vergrößerung ist. So auch hier. Der Augengrund von *P* wird von *U* — bei 1 m Abstand — unter um so kleinerem Gesichtswinkel gesehen, je stärker die Ametropie von *P* ist.

Wie früher gezeigt (S. 32), ist die Vergrößerung im aufrechten Bilde bei *M* größer, bei *H* kleiner als bei *E.* Also ist auch hier bei $M < 1{,}0$ die Vergrößerung stärker, bei *H* schwächer als bei *E.* Je stärker *H*, desto schwächer die Vergrößerung. Hat *P* $M > 1{,}0$, so sieht *U* das umgekehrte Bild des Hintergrundes; der Gesichtswinkel ist hierbei bis zu *M* ungefähr 2,0 größer als bei *E*, bei $M > 2{,}0$ kleiner, um so kleiner, je größer die Myopie. (Bei *M* 1,0 und beinahe 1,0 ist die Vergrößerung am stärksten. Aber in diesem Falle sieht *U* doch keine Bewegung in *P*'s Pupille aus dem auf S. 70—71 angegebenen Grunde.)

Statt eines Planspiegels kann ebenso gut ein **Konkavspiegel** angewandt werden. Die wirkliche Bewegung des Beleuchtungsfeldes auf *P*'s Hintergrund ist hierbei umgekehrt wie beim Planspiegel; für *U* werden daher jetzt alle Bewegungsrichtungen entgegengesetzt denen beim Gebrauch des Planspiegels.

Man benützt die gewöhnlichen Konkavspiegel von etwa 8″—10″ Brennweite. Ist *U* einen Meter von *P* und von der Lichtquelle entfernt[1], so bildet der Spiegel ein

[1] Wir brauchen hier den Fall nicht zu berücksichtigen, daß *P* näher beim Spiegel ist, als das Bild der Lichtquelle. In diesem Fall wäre die Bewegung des Lichtfleckes in *P*'s Hintergrund dieselbe wie beim Planspiegel.

umgekehrtes, reelles Bild der letzteren, welches zwischen *P* und dem Spiegel liegt. Dieses reelle Lichtbild ist also hier die unmittelbare Lichtquelle für *P*, und da dieses mit den Spiegeldrehungen sich bewegt, so wandert das Beleuchtungsfeld in *P*'s Hintergrund in entgegengesetzter Richtung zur Spiegeldrehung, während es beim Planspiegel immer in derselben Richtung mit dieser ging.

Wird der Konkavspiegel von der Stellung 1 in die Stellung 2 gebracht (Fig. 36), so verschiebt sich das Centrum des Spiegels von *c'* nach *c''*; das reelle Bild eines Punktes der Lichtquelle *L* verschiebt sich in derselben Richtung von *L'* nach *L''* (also auch das Bild der ganzen Lichtquelle). Auf *P*'s Hintergrund ist *l'* das Bild von *L'*, *l''* das Bild von *L''*: Der Lichtfleck im Hintergrund wandert also entgegengesetzt zum Spiegelbild und zur Spiegeldrehung.

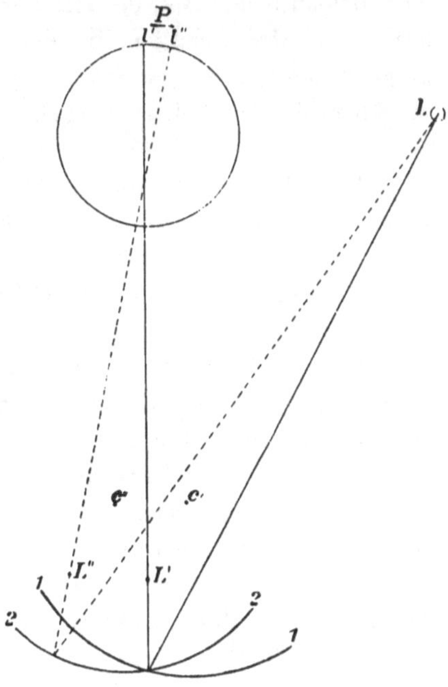

Fig. 36.

Der Lichtfleck, den der Spiegel in der Umgebung

des Auges des Pat. (auf dem Gesicht des letzteren), bildet, bewegt sich dagegen wie beim Planspiegel, in derselben Richtung wie die Spiegeldrehung.

Ist man jetzt innerhalb von *P*'s Fernpunkt, so sieht man das aufrechte Bild des Hintergrundes, also der Lichtfleck und der Schatten in der Pupille bewegen sich „gegen" den Spiegel; ist man außerhalb des Fernpunktes, so gehen sie „mit" dem Spiegel.

Auch den regulären *As* kann man mittelst der Skiaskope bestimmen, indem man durch Drehung des Spiegels in den zwei Hauptmeridianen die Refraktion in jedem von diesen für sich bestimmt; die Differenz giebt den Astigmatismus.

Es sei z. B. *E* im horizontalen, *M* 2,0 oder mehr im vertikalen Meridian. Die Drehung des Spiegels in der „Horizontalebene" (d. h. um eine vertikale Achse) bewirkt dann eine horizontale Bewegung des Schattens in derselben Richtung wie sonst bei *E*. Bei Drehung in der „Vertikalebene" (um eine transversale horizontale Achse) wird sich der Schatten in der Pupille wie bei *M* 2,0 bewegen, denn der Fernpunkt des vertikalen Meridians liegt zwischen *P* und *U*. Durch Vorsetzen von sphärischen Gläsern vor *P* kann man hintereinander das „neutralisierende" Glas für jeden der zwei Meridiane bestimmen.

(Findet die Spiegeldrehung nicht in der Ebene der Hauptmeridiane statt, so sieht man den Schatten sich in einem anderen Meridian bewegen, als dem, in welchem die Spiegeldrehung vor sich geht. Dies ist besonders deutlich, wenn der Fernpunkt des einen Hauptmeridianes in [oder beinahe in] *U* liegt, oder wenn der Fernpunkt des einen Hauptmeridianes vor, der des anderen hinter *U* liegt. [Durch Vorsetzen sphärischer Gläser kann das ja immer erreicht werden.] Liegt z. B. der Fernpunkt des vertikalen Hauptmeridianes in *U*'s Pupille, so wird jede Spiegeldrehung in einem schiefen Meridiane sich durch eine Bewegung im horizontalen Hauptmeridiane zeigen: der „Süd-Nord"-Teil der Bewegung ist unsichtbar. Liegt der Fernpunkt des vertikalen Hauptmeridianes vor *U*, der des horizontalen hinter *U*, so wird eine Spiegeldrehung mit dem Planspiegel von Südwest nach Nordost eine Schattenbewegung von Nordwest nach Südost geben, d. h. der Süd-Nordteil der Bewegung geht „gegen" den Spiegel, der West-Ostteil „mit" dem Spiegel. Sind die Hauptmeridiane nicht vertikal und horizontal, sondern schief gestellt, so wird eine Spiegeldrehung in horizontaler oder vertikaler Richtung Schattenbewegungen in schiefen Meridianen geben, oder selbst z. B. Schattenbewegung in vertikaler Richtung, wenn die Spiegeldrehung in horizontaler Richtung stattfindet.

Hierdurch verrät sich die Anwesenheit von *As.* Sucht man die zwei Richtungen auf, in welchen die Spiegeldrehungen stattfinden müssen, um die Schattenbewegung in denselben Meridianen erscheinen zu lassen wie die Spiegeldrehung, so hat man hiermit die Richtung der Hauptmeridiane bestimmt.)

III. Anhang.

1. Das ophthalmoskopische Gesichtsfeld.

Unter dem ophthalmoskopischen Gesichtsfeld versteht man die Fläche von *P*'s Hintergrund, welche *U* auf einmal, d. h. in einem gegebenen Augenblick, übersehen kann, und von welcher also Lichtstrahlen durch *U*'s Pupille eindringen können.

Wie groß diese Fläche ist, erkennt man am besten, wenn man das Problem umkehrt, sodaß man *U*'s Pupille als ein Objekt betrachtet, welches Lichtstrahlen durch *P*'s Pupille sendet, und von dem also *P*'s optische Medien ein Bild auf *P*'s Netzhaut entwerfen[1] (vgl. v. HELMHOLTZ, Handb. d. physiolog. Optik, 1886, S. 217 u. 219). *pp* ist *P*'s Pupille, *u'u'* ist das Bild von *uu*.

Der Teil des Raumes, in welchen Strahlen von *uu* durch *pp* dringen können, ist begrenzt durch die Strahlen *pu'* und *u'n*. Es ist klar, daß auch von dem ganzen Teil des Raumes, und nur von diesem Teil, Strahlen durch *pp* nach *uu* gehen können. Auf demselben Wege,

---

[1] Die Art der Darstellung, auf welche ich dieses Prinzip hier sowie später (Fig. 39) anwende, lernte ich von meinem Freunde EJGIL SCHMIDT, Lehrer der Mathematik und Physik an der Metropolitanschule in Kopenhagen. Sie kann bei jedem optischen Apparat (Lupe, Fernrohr u. s. w.) zur Bestimmung des Gesichtsfeldes und dessen scheinbarer Helligkeit benützt werden.

den ein Lichtstrahl genommen hat, kann auch ein Lichtstrahl zurückgehen.

Bei der Untersuchung im aufrechten Bild ist *U* so nahe wie möglich bei *P* und in jedem Falle innerhalb von *P*'s Fernpunkt. Das Bild von *U*'s Pupille, welches *P*'s Medien bilden, liegt also immer hinter *P*'s Hintergrund, wie es Fig. 37 zeigt.

Aus dem Teil von *P*'s Hintergrund, welcher zwischen den zwei Linien *pu'* liegt (Fig. 37), werden Lichtstrahlen durch *U*'s Pupille eindringen können. In der Regel wird

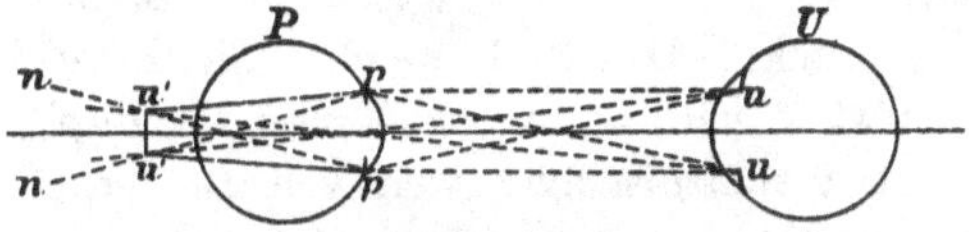

Fig. 37.

u'u' kleiner sein als *pp*[1]; man sieht, daß in diesem Falle das Gesichtsfeld des Hintergrundes umso größer sein wird, je weiter vorn der Hintergrund liegt, d. h. je kürzer die Augenachse von *P* ist; es wird also bei *H* größer sein als bei *E*, und bei *E* größer als bei *M*. Je kleiner *u'u'* im Verhältnis zu *pp* ist, in umso höherem Grade wird dies gelten. Wenn also *U* verhältnismäßig weit von *P* entfernt ist, z. B. 6″—8″, so kann man im aufrechten Bild einen weit größeren Teil vom Hintergrund eines stark hypermetropischen Auges sehen, als von dem eines emmetropischen oder myopischen Auges. Aber sowohl bei *H*, wie bei *E* und *M*

[1] Liegt *uu* in einem Abstand von *P*'s Hornhaut gleich der doppelten vorderen Brennweite von *P* (also etwa 30 mm), so wird *u'u'* ebenso groß sein wie *uu*. Ist *uu* weiter von *P*'s Hornhaut entfernt, so ist *u'u'* kleiner; *u'u'* wird um so kleiner sein, und um so näher an *P*'s Hintergrund liegen, je mehr sich *U* von *P* entfernt.

wird das Gesichtsfeld kleiner, wenn *U* sich von *P* entfernt.

Aus Fig. 37 ist leicht zu ersehen, daß mit Erweiterung von *P*'s Pupille sich das Gesichtsfeld erweitert; ebenso kann eine Erweiterung von *U*'s Pupille das Gesichtsfeld erweitern.

Von der Größe des Gesichtsfeldes im umgekehrten Bilde kann man sich auf ganz dieselbe Weise eine Vorstellung machen. In Fig. 38 ist die Linse *L* in einem Abstande von *P*'s Pupille gleich der Brennweite der Linse angebracht. Das Bild, welches die Linse von *U*'s Pupille entwirft, wird dann ungefähr in *P*'s Pupille liegen, denn *U* ist verhältnismäßig weit von *L*; ferner wird es sehr klein sein.

Die Strahlen, welche das Bild *u'u'* entworfen haben, setzen ihren Weg fort, und die periphersten derselben

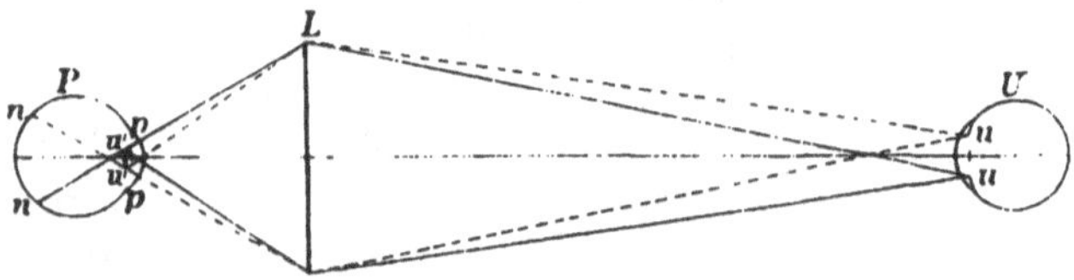

Fig. 38.

werden den Teil von *P*'s Innenraum, speciell von dessen Hintergrund, abgrenzen, von welchem Strahlen durch durch *pp* und *L* nach *uu* gelangen können. In Fig. 38 sind nur zwei von diesen Strahlen gezogen, nämlich die zwei Linien *u'n*, die ungefähr die Richtung nach *P*'s optischem Mittelpunkte haben. Die periphersten Strahlen sind weggelassen; sie liegen sehr nahe den zwei gezeichneten Strahlen, da *u'u'* sehr klein ist. *nn* ist also das Gesichtsfeld von *P*'s Hintergrund.

Man sieht unmittelbar folgendes:

1. Das Gesichtsfeld ist am größten, wenn *u' u'* in oder dicht bei *p p* liegt, d. h. wenn der Abstand der Linse von *P*'s Pupille gleich ihrer Brennweite ist. Das Gesichtsfeld ist

2. um so größer, je größer (innerhalb gewisser Grenzen) der Durchmesser der Linse, und

3. je kürzer die Brennweite der Linse ist. Mit +20,0 kann man also ein größeres Gesichtsfeld erhalten. als mit +13,0.

4. Die Größe von *P*'s Pupille hat keinen Einfluss auf die Größe des Gesichtsfeldes[1], wenn nur die Pupille größer ist als *u' u'*, und *u' u'* in der Pupille liegt.

Bei unserer gewöhnlichen Untersuchung im umgekehrten Bild ist die Flamme seitwärts vom Kopf des Pat. angebracht, und wir benützen einen Hohlspiegel von etwa 8″ Brennweite. Hierbei wird lange nicht das ganze ophthalmoskopische Gesichtsfeld beleuchtet, wir sehen daher einen großen Teil desselben nicht.

Nimmt man statt des Hohlspiegels einen Planspiegel, so kann man eine größere Fläche beleuchten und damit das große Gesichtsfeld voll ausnützen; aber gerade hiermit ist der bedeutende Nachteil verbunden, daß die Beleuchtung von *P*'s Hintergrund schwach bleibt, denn das Flammenbild auf *P*'s Hintergrund wird außerordentlich zerstreut.

Auch wenn man die Flamme nahe vor den Hohlspiegel bringt, kann man die Beleuchtungsfläche des

[1] Der Vorteil, den man von der Erweiterung der Pupille bei dieser Untersuchung hat, rührt von der damit verbundenen besseren Beleuchtung des Hintergrundes her.

Hintergrundes vergrößern; aber die nahe Flamme stört den Beobachter, und außerdem wird die Beleuchtung der äußeren Teile des Auges, der Iris u. s. w., so stark, daß die Beobachtung des Hintergrundes dadurch sehr erschwert wird.

Bei der Skiaskopie ist man weit entfernt vom Patienten. Das Bild von *U*'s Pupille, welches die Medien von *P* bilden, ist daher sehr klein. Hat *P* Myopie 1,0, und ist *U* 1 m von *P*, so wird es genau auf *P*'s Netzhaut liegen, und das Gesichtsfeld ist dann identisch mit dem Bereich dieses Bildes. Nimmt man in diesem Fall den Abstand zwischen *P*'s optischem Mittelpunkt und der Netzhaut zu 15 mm, *U*'s Abstand von *P*'s optischem Mittelpunkt zu 1 m an, den Durchmesser von *U*'s Pupille (bezw. das Loch des Spiegels) zu 4 mm, so ist der Durchmesser von $u' u'$ und somit vom ophthalmoskopischen Gesichtsfeld $= \frac{4 \,.\, 15}{1000} = 0{,}06$ mm, also viel kleiner als die Breite eines großen Netzhautgefäßes.

2. Die Beleuchtung des untersuchten Hintergrundes.[1]

1. Wenn ein Auge eine Fläche von gleichmäßiger Helligkeit durch eine Linse (oder in einem Spiegel oder mittelst Kombination von solchen) betrachtet, so daß ein scharfes Bild der Fläche auf der Netzhaut des Auges zu Stande kommt, und so, daß der Strahlenkegel, welcher von jedem Punkt der Fläche durch die Pupille des beobachtenden Auges dringt, diese ganz

[1] Vgl. v. Helmholtz, Handb. d. phys. Optik, Zweite Aufl. 1886, S. 212 u. f.

ausfüllt, dann hat die Fläche dieselbe scheinbare Helligkeit, wie wenn sie direkt (d. h. mit bloßem Auge, ebenfalls unter Voraussetzung eines scharfen Bildes auf der Netzhaut) betrachtet wird. Natürlich gilt dies nur, soweit man von der Lichtmenge absehen kann, welche in dem optischen Apparat durch Reflexion und Absorption verloren geht.

Man kann also durch einen optischen Apparat nie die Helligkeit des Netzhautbildes (d. h. die Beleuchtung der Flächeneinheit des Netzhautbildes) einer leuchtenden Fläche vergrößern. Dagegen kann man die Größe des Netzhautbildes verändern, es vergrößern oder verkleinern.

(Man kann mit optischen Hilfsmitteln die scheinbare Helligkeit eines Punktes vermehren. Wie bekannt, kann ein Fernrohr Sterne sichtbar machen, die wir sonst nicht sehen können; aber kein Fernrohr kann die Helligkeit des Himmelsgewölbes für uns vermehren [Helmholtz].)

Wenn der Lichtkegel, welcher von jedem einzelnen Punkt einer Fläche (oder eines Teils einer solchen) nach dem Durchgang durch den optischen Apparat durch die Pupille eindringt, diese nicht ganz ausfüllt, so wird sich die Helligkeit des Netzhautbildes zu der bei direkter Betrachtung der Fläche ohne optischen Apparat (unter sonst gleichen Bedingungen) verhalten wie der Flächeninhalt des ausgefüllten Teils der Pupille zum Flächeninhalt der ganzen Pupille.

2) Wenn das Auge eine Fläche durch den optischen Apparat betrachtet und das Bild der Fläche auf der Netzhaut nicht scharf ist, so ist doch die scheinbare Helligkeit der Fläche (die Beleuchtung von deren Netzhautbild) dieselbe wie zuvor, soweit der Lichtkegel, welcher von

jedem Punkte des Netzhautbildes durch die Pupille herauskommt, vollständig durch den optischen Apparat zu der Fläche zurückgehen kann. Sieht das Auge auf eine begrenzte Fläche, und ist das Netzhautbild derselben nicht scharf, so wird die Randzone stets schwächer beleuchtet sein. Die Breite dieser schwächer beleuchteten Zone ist gleich dem Durchmesser eines Zerstreuungskreises. Ein Strahlenkegel, der von einem Punkte dieser Zone ausgeht, wird nicht mit allen Strahlen die Objektfläche erreichen, ein Teil der Strahlen geht an dieser vorbei, und zwar ein umso größerer Teil, je näher der Punkt dem Rand des Netzhautbildes liegt.

Bei der ophthalmoskopischen Untersuchung sieht der Patient (wenn auch in der Regel excentrisch) das Flammenbild im Augenspiegel. Ist sein Auge für dieses Bild accomodiert, so folgt aus dem vorigen, daß die Beleuchtung des Netzhautbildes dieselbe ist, ob der Spiegel plan, konkav oder konvex ist (wenn er nur sonst von derselben Beschaffenheit ist), und dieselbe, wie wenn die Flamme unmittelbar betrachtet wird. Das Netzhautbild hat in diesen verschiedenen Fällen verschiedene Größe, aber die Beleuchtung jeder Flächeneinheit ist dieselbe. Hierbei ist jedoch von dem Einfluß abgesehen, welchen das Loch im Spiegel hat; wegen des Loches fehlt in den Lichtkegeln, die von den einzelnen Punkten des Flammenbildes durch die Pupille eindringen, ein Stück, so daß die Pupille nicht ganz von diesen Lichtkegeln ausgefüllt wird. Die Anwesenheit des Loches bedingt also eine diffuse Verminderung der Beleuchtung des Netzhautbildes (oder eines Teiles desselben).

Ist das Auge des Patienten nicht auf das Spiegelbild der Flamme eingestellt, so daß also jeder Punkt desselben auf der Netzhaut als Zerstreuungskreis abgebildet wird, so wird am Rande des Netzhautbildes ein allmählicher Übergang von hell zu dunkel (dem unbeleuchteten Teile der Netzhaut) stattfinden. Die Breite dieser Übergangszone ist gleich dem Durchmesser eines Zerstreuungskreises. Ist die Flamme selbst gleichmäßig hell, so ist der übrige Teil des Netzhautbildes ebenso stark beleuchtet, wie wenn das Bild scharf ist. Die Beleuchtung jeder Flächeneinheit dieses Teiles ist also auch jetzt dieselbe, ob der Spiegel plan, oder konkav oder konvex ist.

Eine Flamme ist indes im allgemeinen nicht gleichmäßig hell. In dem scharfen Netzhautbilde einer cylinderförmigen Gasflamme ist daher längs jedem Seitenrand ein Streifen, der heller ist als der mittelste Teil. Wird das Bild undeutlich durch Bildung von Zerstreuungskreisen, so wird dieser Unterschied verwischt, die Beleuchtung wird mehr gleichmäßig verteilt, und nur eine Randzone ist wesentlich schwächer beleuchtet als der übrige Teil. Dies ist der eine Grund dafür, daß ein starker Konkavspiegel (z. B. 5″ Brennweite) „bessere" Beleuchtung im aufrechten Bilde giebt, als ein Planspiegel. Doch mag bemerkt werden, daß, wenn *P* stark hypermetropisch ist, das Netzhautbild schärfer wird bei Benutzung eines Hohlspiegels, als bei der eines Planspiegels; in diesem Falle wird die Verteilung des Lichtes gleichmäßiger beim Planspiegel. Der andere Grund dafür, daß ein Hohlspiegel „bessere Beleuchtung" im aufrechten Bilde giebt als ein Planspiegel, liegt in der Beleuchtung einer größeren Fläche von *P*'s Netzhaut. *P*'s Gesichtswinkel für das Spiegelbild der Flamme ist nämlich bei einem Hohlspiegel größer als bei einem Planspiegel (bei demselben Abstande des Lichtes vom Spiegel).

Wird das Netzhautbild der Flamme außerordentlich verschwommen, d. h. werden die Zerstreuungskreise sehr groß im Verhältnis zum Gesichtswinkel für das Spiegelbild der Flamme (ihr Durchmesser größer als die diesem Gesichtswinkel entsprechende Strecke auf P's Hintergrund), so wird das Netzhautbild der Flamme allenthalben lichtschwächer. Das Verhältnis ist wesentlich dasselbe, wie wenn die Lichtquelle (das Spiegelbild der Flamme) ein Punkt ist: Das Netzhautbild eines Punktes ist um so lichtschwächer, je weniger genau es ist, d. h. je größer der das Bild darstellende Zerstreuungskreis ist.

Dieser Umstand bedingt, daß man bei der Untersuchung im umgekehrten Bilde mit dem Planspiegel eine schwächere Beleuchtung des Hintergrundes bekommt, als mit dem gewöhnlichen Konkavspiegel, wie oben beschrieben. Das Flammenbild im Planspiegel liegt weit ab von der Linse. Das von letzterer entworfene Bild des Flammenbildes kommt daher ungefähr in die Gegend von P's optischem Mittelpunkt zu liegen. Die einzelnen Punkte von diesem Bild werden also auf der Netzhaut als außerordentlich große Zerstreuungskreise abgebildet.

Ferner bedingt dieser Umstand, daß die Pupille bei der Skiaskopie weit schwächer leuchtet, wenn P eine bedeutende H oder M hat, als wenn E oder nur eine geringe Ametropie vorhanden ist.

Bei der Skiaskopie sitzt man weit von P entfernt. Das Spiegelbild der Flamme ist daher ebenfalls fern von P, dessen Gesichtswinkel also klein. Hat P eine starke Refraktionsanomalie, so sind die Zerstreuungskreise groß im Verhältnis zu diesem kleinen Sehwinkel, und folglich ist die Netzhaut schwach beleuchtet. Setzt man das korrigierende Glas vor *P*, so leuchtet die Pupille sofort viel stärker.

Natürlich wird die Beleuchtung des Hintergrundes immer um so stärker sein, je größer die Lichtstärke der Lichtquelle ist, je vollkommener der Spiegel das Licht zurückwirft, und je grösser die Pupille ist.

3. Die scheinbare Helligkeit des mit dem Spiegel beleuchteten Hintergrundes.

Würde *P*'s Hintergrund frei vor dem Beobachter liegen (ohne brechende Medien), so würde jeder Punkt desselben einen Strahlenkegel durch *U*'s Pupille senden, welcher diese ganz ausfüllt. Die scheinbare Helligkeit des Hintergrundes würde allein von der Stärke der Beleuchtung und der Reflexion abhängen. Bei Betrachtung des Hintergrundes unter den natürlichen Verhältnissen, durch *P*'s Pupille und die brechenden Medien, sendet jedoch nicht jeder Punkt des ophthalmoskopischen Gesichtsfeldes, unter Umständen selbst kein Punkt desselben, einen Strahlenkegel durch *U*'s Pupille (oder durch das Spiegelloch), welcher diese ganz ausfüllt. Die scheinbare Helligkeit von *P*'s Hintergrund wird dann im Vergleich mit der bei direkter Betrachtung — ein scharfes Bild auf *U*'s Netzhaut vorausgesetzt — um so viel geringer sein, als der von dem Strahlenkegel ausgefüllte Teil von *U*'s Pupille kleiner ist als *U*'s ganze Pupille.

Je stärker hypermetropisch *P* ist, desto günstiger sind die Verhältnisse für die scheinbare Helligkeit des Hintergrundes im aufrechten Bild; je stärker myopisch, desto ungünstiger.

Aus Fig. 39 kann man sich die Verhältnisse in dieser Hinsicht klar machen. Die punktierten Linien *pu'* begrenzen gerade wie in Fig. 37 das ophthalmoskopische Gesichtsfeld; u' u' ist das Bild von u u. Ein Strahlenkegel von

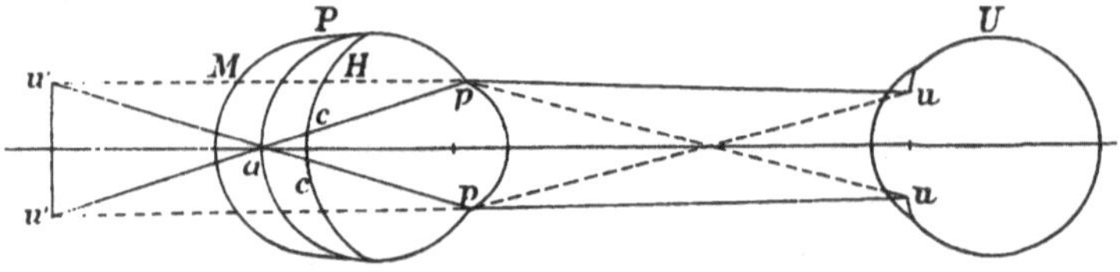

Fig. 39.

a durch p p wird Strahlen enthalten, welche allen Punkten von u' u' entsprechen, und füllt somit auch die ganze Pupille u u aus. Liegt der Hintergrund weiter nach vorn (H), so wird jeder Punkt zwischen c und c einen Strahlenkegel durch p p senden, welcher Strahlen enthält, die allen Punkten von u' u' entsprechen; diese Strahlen müssen also u u ganz ausfüllen. Liegt der Hintergrund weiter zurück (M), so wird kein Punkt desselben einen Strahlenkegel durch p p senden, welcher Strahlen enthält, die allen Punkten von u' u' entsprechen; es wird daher kein Punkt des Hintergrundes ein Strahlenbündel durch die Pupille u u senden können, welches diese ganz ausfüllt.

(Man ersieht aus der Figur, daß Größe und Abstand der Pupillen, sowie die Brechung in P und die Lage des Hintergrundes in diesem auf die Beleuchtungsverhältnisse Einfluß haben.)

Was das umgekehrte Bild betrifft, so sieht man leicht aus Fig. 38, daß jeder Punkt von P's Hintergrund zwischen n und n einen Strahlenkegel aus dem Auge sendet, welcher u' u' ganz ausfüllt; diese Strahlen gehen alle durch L und werden also auch u u ganz ausfüllen. Das Verhältnis ist in dieser Hinsicht hier günstiger, als beim aufrechten Bild.